AF296800

DES
QUARANTAINES

QUESTIONS

DISCUTÉES AU CONGRÈS MÉDICAL INTERNATIONAL DE VIENNE

PAR

LE Dʳ J. M. CAMINHOA

Professeur de la Faculté de médecine de Rio-de-Janeiro,
Membre de l'Académie impériale de médecine de la même ville,
Délégué du gouvernement du Brésil et Vice-Président de la section des Quarantaines
au Congrès médical international de Vienne (1873),
Membre du Jury de l'Exposition de Vienne,
Premier chirurgien de la marine brésilienne,
Membre de la Société botanique de France,
Membre de la Société des sciences naturelles de Cherbourg,
Membre de la Société Velloziana (des naturalistes) de Rio-de-Janeiro,
Officier de l'ordre impérial de la Rose et Chevalier du Christ du Brésil,
Décoré de différentes médailles de campagne,
Ancien chargé du service clinique des cholériques
pendant la campagne du Paraguay, etc.

DEUXIÈME ÉDITION

PARIS

G. MASSON, ÉDITEUR

LIBRAIRE DE L'ACADÉMIE DE MÉDECINE

PLACE DE L'ÉCOLE-DE-MÉDECINE

1874

DES

QUARANTAINES

OUVRAGES DU MÊME AUTEUR

Le choléra et la fièvre jaune proviennent-ils d'un miasme ? Thèse inau-gurale, 1858.

Études épidémiologiques sur l'origine organique de la fièvre jaune et du choléra, publiées dans les *Annales de l'Académie de médecine*, Rio-de-Janeiro, 1861.

Études sur l'ozonométrie appliquée à l'épidémiologie. Quelle a été l'influence de cet agent sur le choléra pendant la campagne du Paraguay ? Mémoire lu devant l'Académie impériale de médecine de Rio.

Mémoire sur un inhalateur adjuvant pour servir à bord des navires de guerre.

Études sur l'intoxication paludéenne rapide dans l'armée brésilienne de mer et de terre, 1870.

Rapport sur le service clinique pendant la campagne du Paraguay, et spécialement sur les cas de gangrène par congélation après le combat du Yatay.

Rapport sur le traitement du tétanos spontané qui s'est manifesté sur les blessés de l'armée brésilienne.

De la végétation dans les différentes périodes géologiques de notre pla-nète. Thèse de concours pour l'agrégation.

Plantes toxiques du Brésil. Thèse de concours pour la chaire de botanique médicale, 1871.

Memoria sobre os hervarios une geral sobre sua conservação em li-quidos de baixo preço, 1872.

Ponto tirado à sorte para prova escripta da Codeire de botanica.

Études hygiéniques sur les eaux de la Plata, Uruguay et Panara sur la santé des équipages de l'armée brésilienne, 1866.

DES

QUARANTAINES

QUESTIONS

DISCUTÉES AU CONGRÈS MÉDICAL INTERNATIONALE DE VIENNE

PAR

LE Dr J. M. CAMINHOA

Professeur de la Faculté de médecine de Rio-de-Janeiro,
Membre de l'Académie impériale de médecine de la même ville,
Délégué du gouvernement du Brésil et Vice-Président de la section des Quarantaines
au Congrès médical international de Vienne (1873),
Membre du Jury de l'Exposition de Vienne,
Premier chirurgien de la marine brésilienne,
Membre de la Société botanique de France,
Membre de la Société des sciences naturelles de Cherbourg,
Membre de la Société Velloziana (des naturalistes) de Rio-de-Janeiro,
Officier de l'ordre impérial de la Rose et Chevalier du Christ du Brésil,
Décoré de différentes médailles de campagne,
Ancien chargé du service clinique des cholériques
pendant la campagne du Paraguay, etc.

DEUXIÈME ÉDITION

PARIS

G. MASSON, ÉDITEUR

LIBRAIRE DE L'ACADÉMIE DE MÉDECINE

PLACE DE L'ÉCOLE-DE-MÉDECINE

1874

DES
QUARANTAINES

Très-honorables et vénérés membres du grand Congrès médical international,

Peu de problèmes peuvent être considérés si complexes, si hautement intéressants et d'une résolution si urgente, que celui dont nous nous occupons aujourd'hui.

Mieux que moi vous savez combien les gouvernements les plus illustres tremblent quand ils ont à résoudre des questions qui concernent un si délicat sujet.

D'un côté, l'horreur de contribuer aux hécatombes humaines les force à refuser l'habituelle hospitalité aux étrangers fatigués des lointains voyages, avides de repos et de confort, seulement parce qu'on a dit qu'il y avait eu quelques suspects de maladie transmissible au port d'où ils sont partis !

De l'autre côté, les intérêts, surtout des pays nouveaux et riches de terrains productifs, dont le progrès dépend immédiatement de la colonisation et de l'immigration, leur impose le devoir de tout faire pour attirer l'excédant des populations des grands centres.

Les intérêts vitaux du commerce font aussi que les mesures restrictives sanitaires soient, sinon supprimées, du moins diminuées.

Les hygiénistes eux-mêmes ont concouru à cet état de perplexité dans les décisions de l'administration publique de beaucoup de pays. Les uns, par excès de scrupules de conscience, ont proposé les mesures les plus énergiques d'isolation et de quarantaines inexécutables presque toujours (à cause du commerce principalement); d'autres, au contraire, et quelquefois dans la même occasion, dédaignent tout et conseillent la libre communication des populations avec les passagers et les objets nouveaux venus des lieux et des navires positivement infectés.

On voit donc, messieurs, qu'il est délicat le rôle que nous jouons ici. L'arrêt que vous prononcerez sera la règle de conduite des gouvernements et des peuples, et pourra, dans certains cas, être la terreur du commerce et de l'industrie, et dans d'autres la vipère des épidémies échauffée au sein des populations.

Des nombreuses faces de la question choisissons plus spécialement celles qui concernent *la pratique des quarantaines comme un moyen prophylactique contre les invasions des maladies contagieuses épidémiques.*

Avec le scalpel de la pratique les oracles de la médecine ancienne et moderne ont disséqué ce qu'il y a de positif et de vrai dans l'histoire de la nosogenesis et la transmissibilité des fléaux qui ont ravagé les régions de l'ancien et des nouveaux continents; d'autres ont discuté la question sous le point de vue social et religieux, qui ont aussi servi d'arguments, soit pour, soit contre les mesures prophylactiques en discussion.

Il est donc dispensable de revenir sur elles.

Je me bornerai à présenter les documents comprobatoires que je mettrai sur le tapis du Congrès, si vous l'exigez.

Vous connaissez, messieurs, mieux que moi tous les points basiques de la question.

Je commencerai donc immédiatement la discussion du seul point controversé : *l'utilité des quarantaines,* pour lequel il est indispensable, avant tout, la bonne foi et la franchise dans les débats.

Je ne sacrifierai en aucune façon la vérité dans l'exposition des faits; quand même elle exciterait les susceptibilités de quelques-unes des administrations des pays représentés ici.

Devant la science les considérations sociales avec le sacrifice de la vérité sont criminelles. Les faits sont les fondements des vraies doctrines.

La patrie du médecin est le monde, ses frères sont les hommes.

« Les quarantaines sont les mesures d'isolement imposées aux personnes et aux objets susceptibles, en raison de leur provenance ou de leur contact avec des personnes ou des objets contaminés, de transmettre une affection épidémique ou contagieuse, de provenance exotique.

» Ce mot indiqua d'abord la limite de temps qui avait semblé nécessaire à l'observation des individus soupçonnés de recéler le contage pestilentiel, il n'exprime plus, depuis longtemps, la durée de cette épreuve ;

et aujourd'hui dans le langage spécial aux pratiques sanitaires, comme dans la conversation banale, le mot quarantaine signifie, avant tout, l'isolement et séquestration, quelle que soit la durée d'application de ces mesures, *durée qui a varié si fréquemment suivant les temps, qui varie encore aujourd'hui suivant les lieux*, et qui varie surtout suivant la nature et les conditions diverses du danger reconnu aux provenances suspectes.

Considéré dans ses rapports avec l'ensemble du système sanitaire, le terme *quarantaine* exprime plus spécialement la série des mesures restrictives destinées à entraver la marche d'une affection épidémique ou contagieuse; d'autres mesures, d'un caractère bien différent, complètent ce système, en agissant non plus à titre de simples barrières contre le fléau que l'on redoute, mais à titre de modificateur du milieu nécessaire à son développement. »

Voici le dernier mot de la science sur ce point-là. C'est l'article *Quarantaine* du Dictionnaire encyclopédique des sciences médicales, 1873.

L'origine des quarantaines vient de Moïse, qui a consigné dans le Pentateuque (chap. V) et le Lévitique (chap. XIII, XIV, XV), les règles préventives contre la lèpre.

Au XIVe siècle, Barnabo, seigneur de Milan, a ordonné la purification de tout ce qui provenait des pestiférés, lesquels étaient condamnés à la mort s'ils osaient pénétrer dans la Lombardie.

L'histoire nous apprend aussi que les Vénitiens, en 1484, ont établi l'isolement des nouveaux arrivés dans des établissements spéciaux, pratique très-justifiable alors, et qui a été plus tard imitée par les autres nations qui commerçaient avec l'Orient et l'Égypte.

Les navires et les caravanes chargés de marchandises et de passagers, en arrivant aux centres plus ou moins populeux de l'Europe, apportaient le fléau qui les ravagea pendant de longues années.

Les lazarets (dénomination tirée de saint Lazare, patron des lépreux), sont connus dès le moyen âge. Ils étaient destinés aux lépreux (appelés aussi *lazares*).

Vous connaissez bien ces établissements-là ; et les voyageurs de l'Amérique encore mieux, parce que, en arrivant en Europe, le premier bâtiment important qu'on leur montre vis-à-vis de la belle et pittoresque Lisbonne, c'est le *palais du désespoir*, comme l'appellent les passagers.

Après l'horrible épidémie de la peste qui a ravagé les villes d'Europe en 1720, le premier établissement qui avait reçu ce nom en France, a été celui de Marseille (le grand entrepôt du commerce à la Méditerranée), il a été copié et reproduit dans les autres ports maritimes de la France, dont le gouvernement ordonna que les autorités suivissent exactement la même police sanitaire dans tous les détails.

La loi du 9 mai 1793 a réglé la matière.

Vous connaissez bien l'histoire des horreurs de ce temps-là. Les peuples de tous les pays et les médecins en général avaient peur de s'approcher des malades qui presque toujours mouraient sans le secours de la science, et dont les cadavres restaient pendant longtemps sans sépulture.

Ce concours de circonstances horribles, aidé par le fanatisme religieux qui attribuait tout à la vengence et à la colère du bon Dieu, faisait que le mal se présenta cent fois plus horrible, et que chacun se prépara à mourir, sans espoir d'être sauvé.

La terreur panique a été incroyable. Tous les sentiments du grand, du noble et du charitable ont été étouffés !

De l'autre côté les avantages que recueillait le commerce européen avec les peuples de l'Orient étaient incomparables aux grands maux qu'il leur occasionnait; donc le sacrifice d'établir une quarantaine avait une raison d'être, puisqu'elle était regardée comme très-efficace.

Vous savez aussi, honorables messieurs, la manière de pratiquer les quarantaines jusqu'aux avant-dernières réformes émanées de la conférence sanitaire internationale de Paris.

Vous savez que c'est la convention de 1852 qui a obligé chaque nation représentée à établir des lazarets, à supprimer les *patentes suspectes*, et à fixer le maximum et le minimum des jours de quarantaines.

Il était urgent d'en finir avec les horreurs qui, au nom de la loi, étaient pratiquées aux lazarets.

Quelques-uns de vous auront encore probablement vu les costumes en taffetas ciré, les tenailles, les fers incandescents placés entre le lit du malade et le médecin, les bistouris d'un mètre de longueur, et ces monstrueuses instructions soi-disant hygiéniques, qui ordonnaient aux cliniques du lazaret de *passer la visite à 12 mètres de distance* du malheureux malade, qui voyait devant lui un monstre du fétichisme, au lieu de l'ami calme et sublime du souffrant !

Je suis indigné en pensant à la grande inconscience qu'avaient ceux qui ordonnaient aux élèves de chirurgie de s'approcher des pestiférés, de les soigner, de les toucher quand il le fallait; tandis qu'ils, les maîtres, même à une respectable distance, couverts de la toile qu'on croyait imperméable aux miasmes, entourés de nuages de fumée désinfectante, qui *tuait ou décomposait les miasmes pestiférés*, tremblaient rien qu'à les voir!!!

Ceci n'est pas une déclamation, messieurs, c'est une protestation contre les suivants articles des règlements de 1835, en France :

« ART. 611. — Le pestiféré doit être placé dans une chambre près de la barrière de fer.

» Si quelqu'un du bord a suivi le malade dans la vue de le soigner, il lui est donné une chambre dans son voisinage, mais il évite de communiquer avec le pestiféré. (!!)

» ART. 612. — On place dans le même enclos deux gardes de santé. Ces gardes ne communiquent ni avec le malade, ni avec la personne qui le soigne ; ils sont chargés de surveiller l'un et l'autre.

» ART. 613. — On procure à l'individu qui soigne le malade *des sabots de bois, une camisole, des pantalons et un gilet de toile cirée dont il se revêt quand il entre dans la chambre du malade pour lui approcher quelque remède au bout d'une planche.* (!!)

» ART. 614. — Lorsqu'on a besoin du secours manuel de quelque chirurgien, *on invite un élève en chirurgie à s'enfermer avec le malade ; mais ce n'est jamais qu'à la dernière extrémité qu'on en vient là.* (!!)

» ART. 615. — *Lorsqu'il s'agit de l'ouverture d'un bubon* et que ce bubon a son siége sur une partie du corps telle que le malade puisse opérer lui-même, on fait usage de caustiques ou l'on emploie tous les moyens possibles pour engager et déterminer le malade *à se faire l'opération,* et l'on saisit le moment où ses sens encore libres le lui permettent, *quoique le bubon ne soit pas encore parvenu au degré de maturité indiqué par les règles de l'art,* etc.

» ART. 616. — On procure au chirurgien des vêtements en toile cirée ; on lui remet *des instruments à longue queue* pour qu'il puisse en faire usage sans toucher le malade. »

Permettez-moi, messieurs, encore la lecture de deux articles du même règlement.

« ART. 115. — Les médecins et les chirurgiens n'entrent point dans l'enclos où est logé un malade atteint d'une maladie contagieuse ; *ils s'arrêtent toujours à plus de 6 mètres de distance de la première porte,* de manière qu'ils sont *dans un éloignement au moins* (!!) *de 12 mètres du malade qu'ils visitent, lequel se montre à eux si son état le lui permet, et leur parle sans dépasser la barrière de fer qui est dans l'enclos.*

» ART. 116. — Lorsque le malade ne peut sortir de sa chambre, *les médecins se règlent sur le rapport qui leur est fait par l'élève chirurgien ou, à défaut de celui-ci, par toute autre personne placée dans l'enclos pour soigner le malade, et ils prescriront des remèdes convenables à la situation.* »

Il ne faut rien ajouter, messieurs ; je vois bien par les signes d'indignation que vous m'accompagnez tout bonnement.

Il y a un point très-curieux de l'histoire de l'hygiène publique qui ne mérite pas moins d'être mentionné spécialement : *les cordons sanitaires.*

Vous savez que pour éviter le contact des pestiférés avec l'intérieur des pays, les mesures qui étaient en vigueur étaient inapplicables. Il a donc fallu employer d'autres moyens capables d'opposer une barrière aux arrivants des pays empestés.

On mettait de 3 à 3 ou de 4 à 4 mètres de distance un homme (de pauvres soldats ordinairement), en nombre suffisant pour former une ligne plus ou moins étendue, le plus loin possible des villes et des peuples protégés.

Ce cordon était formé par des centaines, ou des milliers d'hommes, selon l'étendue à protéger, lesquels ne pouvaient pas communiquer avec les habitants du pays protégé, mais qui chaque jour, et quelquefois à chaque moment, parlaient avec les pestiférés qui s'approchaient et qui voulaient passer la ligne, pour demander un médecin et des médicaments pour les victimes entassées dans les champs, et qui imploraient, au nom du Dieu des chrétiens, leur miséricorde.

Si quelqu'un de ces pauvres soldats s'attirait la maladie, il était renvoyé dehors, du côté où régnait la peste, et périssait aussi sans secours ou soigné par ceux auxquels il avait refusé la charité, parce qu'on le lui avait ordonné sous peine de mort !

D'autres fois, ceux qui se sentaient malades désertaient pour mourir chez eux, sans rien dire à leurs camarades, et exhalaient le dernier soupir entourés de leurs fils et de leurs familles, auxquels le plus souvent le fléau ne se transmettait pas.

L'expérience a démontré que les épidémies étaient plus dévastatrices et plus terribles quand il y avait des *cordons sanitaires.*

Ce moyen était inefficace, et même plus dangereux que la simple prohibition d'entrée, parce que les centaines d'hommes qui étaient en contact avec les pestiférés et les nouveaux venus étaient autant d'autres éléments de transmission, si la maladie était contagieuse.

Malgré tous les *cordons*, la peste a fait pendant des dizaines d'années de longs ravages en Europe.

En vue de si nombreux et de si éloquents faits, les gouvernements européens ont décidé, d'accord avec les hygiénistes et l'opinion générale de ce temps-là, d'être moins sévères vers les cordons sanitaires et de redoubler de vigilance et de précautions dans les villes maritimes.

Il est d'une facile intuition que ces mesures prises dans les ports perdaient complétement leur raison d'être dès que les caravanes arrivaient de l'Orient et transportaient leurs marchandises franchement dans l'intérieur des pays limitrophes.

D'autres fois les *speronari*, les canotiers grecs et les Turcs transféraient pendant la nuit les passagers, les hardes et les colis dans les îles et les côtes les plus proches ; de là, les passagers communiquaient très-librement avec les ports européens, d'après les narrations de beaucoup d'historiens des épidémies.

Màis les doctrines de Fracastor étaient fort en crédit, principalement en matière d'épidémiologie (1), et les quarantaines, comme vous savez, ont été faites avec beaucoup de rigueur. Le nombre des contagionnistes et des terroristes était immense ; à peine un Mercurialis ou quelque autre qui l'imitait, se soulevait contre les doctrines en vogue et presque universellement acceptées.

Les autres épidémies, de même que la peste, se répétaient et, pour ainsi dire, se multipliaient.

L'expérience a montré aux gouvernements et aux hygiénistes que les fléaux sont comme les armées ; qu'il faut les combattre pour vaincre ou mourir, et que les moyens mis en expérience alors étaient tout à fait négatifs.

Après cela une nouvelle phase a commencé ; le chemin à suivre a été le diamétralement opposé.

Il a fallu une grande révolution scientifique.

Les hommes les plus éminents de la médecine, les grands cœurs, ont tâché de combattre cet état de choses-là.

D'abord ils ont nié absolument la contagion de toutes les maladies : ils ont satirisé tous ces costumes et appareils burlesques qu'il y avait dans les lazarets ; ils ont blâmé la lâcheté et la terreur des hommes qui ont juré solennellement de vouer leur vie à l'humanité souffrante.

Quelques-uns ont inoculé sur eux-mêmes le pus et les autres principes capables de transmettre le mal, seulement pour exciter le courage de leurs collègues et celui du peuple alarmé.

(1) Comme vous savez, il admettait trois modes de propagation ou transmissibilité de la peste : 1° La communication par le contact des pestiférés ; 2° par la semence de la maladie sur les hardes, vêtements, etc.; 3° par l'entremise de l'air et à la distance. Cette manière de considérer la transmissibilité est encore acceptable aujourd'hui,

Les sociétés savantes de médecine de tous les pays plus avancés en civilisation envoyèrent des commissions de braves (dont quelques-uns me font l'honneur de m'écouter), pour étudier les maladies épidémiques les plus redoutables dans leurs principaux foyers.

L'Orient, l'Égypte, l'Inde, les Antilles, ont été le théâtre des exploits qui ont immortalisé les vrais sacerdotes de la médecine.

Comme les martyrs du christianisme, beaucoup sont tombés, mais avec le courage calme et sublime de celui qui se sacrifie à une cause sainte.

La lumière était faite, et la nouvelle phase commençait pour l'hygiène publique, comme nous l'avons dit.

Après cela les quarantaines, au lieu de quarante jours, ont été de huit jours, et exceptionnellement de quinze pour la peste dans les port de l'Europe où cette institution était plus rigoureuse.

Aux lazarets, il y avait le plus indispensable à la satisfaction des besoins de ceux qui y étaient envoyés : les médecins soignaient en général les malades sans démontrer la peur, s'ils en avaient.

Qu'avez-vous vu, messieurs ?

Les épidémies, au lieu d'augmenter, ont diminué.

Maintenant, parlons de l'époque actuelle, non pas pour montrer ou pour dire ce qui est indispensable, mais pour la comparer aux temps anciens sous le point de vue des quarantaines et de leurs résultats prophylactiques.

La succession de faits bien nets ont démontré que, malgré les doctrines des anticontagionnistes, aujourd'hui des cliniques et des hygiénistes très-distingués croient à la contagion ou transmissibilité du choléra, et de la fièvre jaune. Mais, messieurs, que font-ils ? Quelle est leur conduite ?

Ils disent, par exemple : telle maladie *est très-contagieuse*, mais *j'a i soigné tant de centaines de malades ; je les ai auscultés ; j'ai fait l'autopsie des cadavres pestiférés ; j'ai fait les analyses chimiques et microscopiques du sang, de l'urine, des déjections*, etc.

Les hôpitaux ont des médecins internes qui logent et couchent auprès des infirmeries, comme le général qui bivouaque sous la mitraille ennemie, mais ce qui ne déshonore ni son épée, ni son drapeau.

Les gouvernements ont aussi repris leur courage devant cette abnégation et ce calme. Les Henri VIII d'Angleterre, qui prirent la fuite de peur de l'épidémie après la mort d'Ammon, n'existent plus.

Don Pedro II du Brésil, don Pedro V de Portugal, la reine Victoria d'Angleterre, visitent les infirmeries des pestiférés, en encourageant le peuple de leur exemple.

La croisade commencée contre les vieilles institutions sanitaires a réussi.

La théorie de la non-contagiosité qu'on a soutenue relativement à toutes les maladies épidémiques a été le premier pas; les modifications dans le service des quarantaines l'ont suivi.

Mais il y a encore beaucoup à faire, et c'est à vous, messieurs, de proposer aux gouvernements le reste.

Les autorités des pays civilisés, la plupart probablement, ou même certainement, ne croient pas à l'efficacité du système quarantainaire ; mais comme elles sont obligées de donner quelque raison de leur conduite, ils disent que la population reste plus tranquille lorsque les nouveaux venus des pays où il y a ordinairement des maladies épidémiques sont au lazaret.

Soyons sincères, messieurs, parlons le langage de la vérité : les familles de ces pays-là n'ont pas peur de s'approcher d'un passager venu de l'Amérique, de l'Inde ou de quelque autre part, seulement parce qu'il n'est pas allé rester quelques jours au lazaret.

A Lisbonne, par exemple, les familles s'approchent le plus possible des paquebots qui arrivent, pour avoir des nouvelles de leurs amis et de leurs connaissances à l'étranger, quand même ces paquebots sont en observation ou en quarantaine, et elles passeraient avec plaisir quelques heures à bord si l'on ne les menaçait pas d'aller aussi au lazaret.

Il est encore plus puéril, messieurs, de dire, comme nous l'avons entendu, que *le peuple a peur des nouveaux venus des pays où l'on dit exister des maladies épidémiques.*

L'homme du peuple, qui sait marcher intrépidement aux combats lorsqu'il faut défendre sa patrie, celui qui se jette au milieu des flammes d'un incendie ou dans la mer agitée par la tempête pour sauver quelquefois sans espoir un inconnu, celui qui résiste à la soif, à la faim et aux épidémies, certes n'aura pas peur d'être en contact avec un passager. Non, certainement.

Dites au peuple la vérité, vous, membres de cet aréopage, et il vous obéira, puisqu'il reconnaît que votre opinion est le fruit de l'expérience et du savoir.

Qu'est-ce que nous devrions voir en pratique aujourd'hui dans les villes maritimes à l'égard des navires qui arrivent ?

Les autorités sanitaires doivent demander les papiers et la patente, s'informer s'il y a eu quelques cas de maladie contagieuse pendant la traversée.

Si la patente est brute, mais que pendant le voyage (de moins de dix jours) il ne soit pas arrivé quelque cas, le navire reste (selon le pays) de cinq à huit jours en quarantaine, et les passagers, bagages, etc., vont dans le lazaret pendant le même temps. Là ils doivent être désinfectés. Voilà ce qui est exigé par les lois.

Mais, messieurs, est-ce ainsi que les choses se passent en réalité? Non, certainement.

Les canotiers du lazaret, qui sont aussi directement sous la rigueur de la loi, on m'a dit, communiquent avec la population, achètent les objets que les passagers leur demandent, et quelquefois les apportent eux-mêmes!

Dans le port de Montévidéo, le malheureux passager est envoyé dans la petite île de la Libertad, à quelques mètres de la côte, pendant le nombre de jours que l'officier de santé détermine. Là se trouve le lazaret (qui n'est absolument pas digne de ce nom); il y manque même ce qui devrait être indispensable.

A Buenos-Ayres la chose est encore pire, parce que les hommes et les dames qui arrivent d'un port suspect sont transportés avec leurs hardes pêle-mêle dans un ponton, où il n'y a aussi même pas ce dont ne peuvent se passer les plus pauvres gens!

La responsabilité des gardes est immense !

Mais que voyons-nous arriver au lazaret?

Les marchands de fruits, de biscuits, etc., s'approchent des infectés sous prétexte de vendre leurs marchandises, et offrent leurs services; il va sans dire si on les paye bien et argent comptant. Ceux qui veulent en profiter s'exposent à une forte amende et partent durant la nuit pour le port le plus voisin ou le plus convenable, pendant que le garde dort ou que son attention est détournée par les autres passagers, qui simulent un désordre ou quelque autre chose capable de le distraire. Mais généralement les gardes sont de *bons principes* et ne croient pas aux effets salutaires des quarantaines; ils sont les premiers à dire : « Faites ce que vous voudrez, mais ne me compromettez pas ».

Venons à d'autres faits; parlons d'un autre port où le service est très-sévère, parce qu'on exige la quarantaine pour les navires provenant de ports infectés, quoiqu'ils aient dépensé dix-huit ou vingt jours pour la traversée : c'est Lisbonne !

Vous savez que cela est contraire à la disposition de l'article 64 du règlement sanitaire international, dont le Portugal est un des signataires.

Voici l'article :

« En patente brute de fièvre jaune, sans accidents pendant la traversée, *si cette traversée a été de plus de dix jours*, les marchandises seront soumises, par mesure d'hygiène, à une simple aération sans déchargement.

» S'il y a eu des accidents, ou si la traversée a été de moins de dix jours, les marchandises *pourront être l'objet des mêmes mesures qu'en patente brute de peste*, c'est-à-dire *débarquées au lazaret et purifiées ;* mais cette mesure sera facultative et laissée à l'appréciation de l'autorité sanitaire. »

Dans tout autre pays, excepté le Portugal et les républiques de la Plata, il me paraît que cela on ne fait jamais ; l'Italie, par exemple, qui est aussi accusée de sévérité, respecte ce point-là, comme vous l'avez entendu de l'honorable M. le professeur Castiglione, très-digne représentant du gouvernement italien.

En Portugal, on admet encore pratiquement la *provenance suspecte*, contrairement à l'article 3 de la convention du 30 février 1853, et à l'article 26 du règlement international du 27 mai 1853, dont ce royaume a été un des signataires.

« Art. 3. — A partir de la mise à exécution de la présente convention, il n'y aura plus que *deux patentes : la patente brute et la patente nette ;* la première pour la *présence constatée de maladie ;* la seconde pour l'absence attestée de maladie. La patente constatera l'état hygiénique du bâtiment. Un bâtiment en patente nette, dont les conditions seraient *évidemment mauvaises et compromettantes*, pourra être assimilé, par mesure d'hygiène, à un bâtiment en patente brute et soumis au même régime. »

Art. 26 du règlement sanitaire. — « Conformément aux dispositions de l'article 3 de la Convention, *la patente ne pouvant être que nette ou brute, l'autorité sanitaire devra toujours se prononcer sur l'existence ou la non-existence de la maladie au point de départ*. Le doute sera interprété dans le sens de la plus grande prudence, *et la patente sera brute.* »

Ici les autorités portugaises peuvent encore alléguer en leur faveur qu'elles sont d'accord avec la deuxième partie de l'article ; mais nous avons cité l'article 64 du même règlement sanitaire, et vous avez vu qu'*après dix jours de traversée les navires doivent avoir la libre pratique*. Donc, pourquoi les passagers arrivés, par exemple, du sud de l'Amérique après dix-huit à dix-neuf jours, dans les cas qui peuvent être regardés comme suspects sont-ils soumis à une quarantaine de cinq jours au moins !

Les pays des faits et de la pratique utile, comme l'Angleterre, la Belgique, etc., n'exigent des quarantaines de trois à cinq jours; ou tout au plus dans les cas positifs de maladies épidémiques transmissibles à bord pendant les voyages courts. Mais supposons un instant, messieurs (sans espoir que cela arrive), que la vigilance à Lisbonne, en Espagne et en Italie, puisse être complète, et que la quarantaine soit faite à la rigueur pendant les huit ou quinze jours. Les passagers qui veulent le plus tôt possible arriver là-bas et qui ne veulent pas faire quarantaine, payent le passage pour Bordeaux, où ils restent quelquefois trois jours en observation (au plus), ou pour Southampton, ou pour Liverpool, etc., où il n'y a pas des quarantaines du tout; de ces ports-là ils reviennent à Madrid, en Italie ou à Lisbonne, soit par mer, soit par les chemins de fer, après avoir en quelques heures débarqué au continent sans entrer au lazaret. Et cependant les autorités sanitaires affirmeraient que la communication avec les nouveaux venus des lieux suspects a été complétement évitée.

Cela arrive après tous les voyages des paquebots provenant de l'Amérique.

A quoi servent les quarantaines rigoureuses dans les républiques de la Plata, comme nous avons dit ? Les individus qui sont pressés d'arriver à Montévidéo ou à Buenos-Ayres passent, par les moyens que j'ai indiqués déjà, à un autre port quelconque moins rigoureux, comme Salto, Concordia, etc., où ils s'embarquent sur les bateaux à vapeur qui descendent et qui communiquent librement avec tous les autres ports. D'autres fois ils s'embarquent sur les cutters qui font la contrebande et qui croisent à l'embouchure de la Plata; ceux-ci déposent dans un lieu convenable les nouveaux venus, qui quelques heures après sont assez confortablement logés dans un hôtel, pendant que les autorités sanitaires croient que tous les infectés sont au lazaret ou au ponton.

Je n'excepte pas non plus l'Espagne ni l'Italie, où, *mutatis mutandis,* les choses se passent de même.

Je ne laisserai pas de parler aussi du Brésil. Là, il n'y a pas de lazarets proprement dits et organisés; les quarantaines sont faites suivant moi *pro formula,* parce que tout le monde sait que les passagers qui sont en isolement se promènent et vont partout où il leur plaît.

Une des choses inévitables, là comme partout, est la complaisance des gardes.

La Jurujuba (à Rio-de-Janeiro), le Farol et Monte-Serrate (à Bahia) et autres soi-disant lazarets dans les différents ports du Brésil, ont de bonnes et faciles voies de communication avec les villes qui sont à quelques kilomètres de distance ; ce qui facilite encore plus la communication des infectés. Au Brésil, il n'est pas surprenant que cela arrive, puisque généralement on n'a aucune confiance aux moyens de séquestration connus.

Vous voyez donc, messieurs, qu'aujourd'hui il n'y a pas de quarantaines régulières, ni même dans les pays les plus quarantainistes, puisque les individus provenant des pays infectés communiquent partout et avec le dehors et que, nonobstant cela, les épidémies sont beaucoup moins meurtrières. A quoi donc attribuer cela ? Quant à moi je l'attribue aux moyens hygiéniques partiels.

Quant à l'Angleterre, la Hollande, la Belgique et les autres pays situés à une latitude assez considérable, on pourrait l'attribuer à cette circonstance ; mais je crois qu'il est principalement à cause de leur hygiène irréprochable avant tout.

En face de ce que je viens d'exposer, il paraît évident que je suis ennemi des moyens prophylactiques généralement adoptés par les peuples civilisés.

En effet, je le suis des actuels et plus encore des anciens moyens.

Je suis tout à fait de l'avis de l'honorable professeur Léon Colin sur ce point-là. Je ne demande pas la condamnation *in limine, pour le moment,* parce qu'il y a encore certains points douteux dans mon esprit, dont je parlerai quand je vous proposerai les mesures pour lesquelles j'ose espérer votre approbation, puisqu'elles se fondent sur les plus sains principes de l'hygiène, de la clinique et des faits.

Les défenseurs des lazarets appellent toujours aux horreurs des épidémies qui ont été importées en Europe.

Vous savez, qu'en toutes les épidémies il y a eu des circonstances spéciales et générales, très-exceptionnelles, soit météorologiques, soit morales, soit hygiéniques.

Si le germe épidémique trouve de telles circonstances favorables, naturellement il se développe avec fureur et produit les plus funestes effets.

Vous savez qu'en général les grandes épidémies ont succédé aux grands cataclysmes, aux grandes disettes, à l'abandon des cadavres restés sans sépulture, à la terreur, aux siéges prolongés, aux grandes guerres. Vous connaissez bien les statistiques qui démontrent à l'évidence que la mortalité a toujours été beaucoup moindre, quand les peuples ravagés ont eu la résignation et le courage, et que leurs médecins n'ont pas souffert de la panique.

CAMINHOA. 2

Il y a un autre point dont l'étude est très-importante pour la solution du problème que nous cherchons à résoudre : je veux parler *de l'incubation* des maladies épidémiques et contagieuses.

Mieux que moi vous connaissez que le temps d'incubation de ces affections-là est variable.

Les statistiques publiées et les études de beaucoup de savants ont fixé la moyenne de trois à cinq jours pour le choléra et pour la peste, et de deux à trois jours pour la fièvre jaune, à peu près.

En admettant comme positif ce que je viens de transcrire, vous devez encore plus condamner les quarantaines comme inefficaces pour les navires arrivés d'Amérique et des pays lointains d'Europe et *vice versâ*. A quoi servent-elles, si les passagers d'un navire provenant d'un port infecté ont fait un voyage pendant lequel ils ont été retardés six ou huit fois plus que le temps à passer dans le lazaret?

Si, comme il y a aussi des faits, l'incubation de la maladie peut être de quinze jours (comme du navire Assomption dont parle M. de Ségur), ou de plus de quarante jours, comme il y a quelques faits dans les annales épidémiologiques, la quarantaine est insuffisante et même préjudiciable, puisqu'elle va mettre les individus qui sont affectés par le germe pathologique en mauvaises conditions d'hygiène et d'esprit.

Admettons un instant que dans le lazaret il y ait beaucoup de sûreté contre la contagion ; parce que les individus et leurs hardes sont désinfectés ; mais il y a aussi le danger des miasmes qui (dans le cas de développement d'une épidémie) peuvent être portés par les forts courants d'air dans les populations sous le vent.

Vous savez comme les défenseurs de la théorie des miasmes démontrent qu'il suffit d'un germe pour déterminer le développement d'une grande épidémie au bout de quelque temps !

Rien de plus complet n'a été publié, ni de plus raisonnablement résumé sur les quarantaines, que l'article rédigé par le professeur d'épidémiologie de l'école du Val-de-Grâce, M. Léon Colin, dans le *Dictionnaire encyclopédique des sciences médicales*, dont j'ai parlé.

Il m'a encouragé à soutenir avec beaucoup plus de décision mon opinion sur cette matière.

Quoique je m'écarte un peu dans les appréciations et dans quelques points de ses conclusions, il m'a servi de fanal.

Guidé seulement par le bon sens et par les faits, j'avais l'opinion que je viens d'entendre avec le plus grand plaisir être la même que celle des loïmographes les plus célèbres des États-Unis de l'Amérique, et que j'ignorais.

Le sujet que nous discutons est complexe, mais il peut être considéré sous trois principaux points de vue.

1° Combattre le fléau dans ses foyers ;

2° Diminuer le plus possible les conditions de réceptivité des pays, dans les temps ordinaires ;

3° Combattre l'épidémie, lorsque, malgré les moyens hygiéniques précédents, elle fait irruption.

Je n'admets les lazarets que comme un moyen qui seconde un peu les mesures prophylactiques en général, et dans certains cas : la grande hygiène, ou hygiène publique naturellement ne peut se dispenser des moyens secondaires et tertiaires.

La question est pour moi, comme pour les gouvernements qui nous ont envoyé ici, toute pratique ; donc je ne discuterai qu'avec les faits connus.

Quant aux moyens d'arriver avec succès à la résolution du premier problème, — combattre le fléau dans son foyer — , il est indispensable de connaître :

1° S'il y a, en effet, des foyers épidémiques ?

2° Quelles sont leurs causes probables ?

3° Quels sont les moyens capables de modifier les différentes causes et d'empêcher ou diminuer très-considérablement l'intensité du mal ?

A la première demande je réponds — oui.

Si nous repassons, quoique très-rapidement, l'histoire des grandes épidémies, que voyons-nous ?

Toutes les maladies transmissibles ou non qui ont ravagé l'humanité dès les époques les plus reculées ont eu un point de départ.

Dans les ouvrages des historiens de l'antiquité, nous voyons que Moïse a été le premier qui a parlé, dans son livre de l'Exode, de la célèbre épidémie de la lèpre chez les Hébreux; mais il y manque les détails indispensables relativement à son origine. Le même est arrivé aux auteurs qui ont précédé la LXXXVIII⁰ olympiade (il y a 2301 ans) (1).

---

(1) Homère, par exemple, raconte la grande contagion que le fils de Latone a fait tomber sur la malheureuse Troie, et qui a commencé sur les chiens et les chevaux, pour désoler plus tard les hommes, dans le royaume de Priam (1285 avant J. C.).

La grande *peste* de la Grèce qui commença 428 années avant Jésus-Christ, a été décrite par Thucydides, dont vous connaissez parfaitement la traduction. Son origine a été l'Égypte, d'après les uns, et la Mésopotamie, d'après d'autres. L'armée péloponésienne assiégeait alors Athènes, où les conditions morales et hygiéniques étaient très-mauvaises (1).

La *peste Antonine,* comme vous savez aussi, a été celle qui, dans l'ordre chronologique, a suivi.

En confrontant les descriptions des anciens écrivains, qui se trouvent résumées principalement dans les travaux du professeur C. Hecker, de Berlin (*De peste antoniniana commentatio*), et du professeur Anglada (*peste antonine*), on voit que cette maladie a été probablement identique avec la précédente (conclusion qui ne plaît pas à M. le docteur Pruss) ; elle a fait des dévastations sous le règne des Antonins à Rome, au IIe siècle de notre ère (à partir de 164).

Originaire de la Mésopotamie ou de l'Éthiopie, elle a été importée par les hommes et les caravanes qui sortirent de ce pays-là.

Le mal commença dans la Séleucie, quand l'armée romaine l'assiégea.

Elle était aussi déjà sous la funeste influence du mal quand elle a pénétré dans la ville vaincue. Alors l'épidémie augmenta d'une manière épouvantable !

Le mal, comme l'histoire nous le dit, a été transporté par les soldats romains qui revenaient dans leur pays, où des populations entières ont été défaites pendant quinze années ; ce qui a fait que le peuple romain et les historiens l'appelaient *longue peste* ou *peste diuturne.*

Ovide, dans les *Métamorphoses* (liv. VII), a aussi décrit une horrible épidémie, qui ravagea les Égynois sous le règne d'Eacus (il y a 2500 ans).

Denys (d'Halicarnasse) a décrit aussi un fléau qui est venu fondre sur les Romains, d'une manière atroce, la quatrième année de la LXXIXe olympiade (464 av. J.-C.) Cette épidémie commença par une épizootie.

Vous trouverez beaucoup de détails dans l'ouvrage de M. Guyon (*Histoire chronologique des épidémies du nord de l'Afrique depuis les temps les plus reculés jusqu'à nos jours,.* Mais nous ne trouvons jusqu'ici aucun moyen de savoir si ces fléaux-là ont eu une source locale.

Il est probable que, pendant l'épizootie, les nombreux cadavres des animaux non enterrés ont occasionné le typhus, qui a augmenté considérablement à la suite des siéges et des disettes qui sont survenus.

Fodéré, dans sa *Revue chronologique des principales épidémies qui ont ravagé le monde* et, comme lui, les plus illustres loïmographes acceptent comme point de départ pour leurs travaux la peste d'Athènes. Je ferai aussi de même.

(1) La commission de l'Académie royale de médecine de Paris, qui a fait un rapport sur *la peste et les quarantaines,* croit que cette maladie a été le typhus compliqué d'une éruption difficile à caractériser et de gangrène.

Il nous paraît plus admissible l'opinion de M. P. Anglada, qui croit qu'elle a été une maladie *sui generis* qui n'existe plus.

L'épidémie éthiopique ou grande épidémie du IIIe siècle, appelée aussi *Desquitio, c. typhus éthiopique*, a été des plus remarquables.

Son point de départ, d'après Cedrenus (cité par Snurrer), a été l'Éthiopie, et d'après d'autres historiens de la médecine, la Mésopotamie.

Avant de contaminer l'Europe, elle régnait dans l'Égypte, et principalement à Alexandrie, avec une très-grande intensité.

Elle se manifesta à Rome en l'an 252 de notre ère, sous Gallus et son fils Volusien. Parmi les premières victimes on compta Hostilien, prédécesseur de celui-ci.

De Rome, le mal a marché d'une manière épouvantable dans les pays limitrophes et dans le reste du monde.

Vous vous rappelez que d'innombrables et florissantes villes ont été réduites à de vastes et déserts cimetières ! La mortalité à Rome était de 5000 par jour (d'après Frabello Polion, cité).

Le mal y resta pendant plus d'une dizaine d'années : la terreur dominait tout le monde.

Son origine a été l'Égypte aussi.

L'épidémie charbonculeuse qui ravagea Rome l'an 302 (de Jésus-Christ), sous l'empire de Maximien, a été décrite par Eusèbe Pamphile, dont la traduction a été publiée par M. le professeur Ch. Anglada. Il fait voir que le mal commença après un hiver remarquable par l'abondance et la durée insolite des pluies, après une famine inattendue, et après une autre épidémie.

On ne sait pas bien l'origine de cette épidémie, qui nous paraît avoir été la conséquence de toutes ces circonstances décrites ci-dessus.

La *peste de Constantinople, peste bubonique* ou grande peste du VIe siècle, se manifesta sur les côtes byzantines, sous Justinien (542 ans après J.-C.).

D'accord avec les plus modernes loïmographes, je n'accepte pas l'hypothèse de l'honorable M. le professeur Hecker, qui attribue l'irruption de cette maladie en Europe au contact des barbares de l'Asie au Ve siècle (presque un siècle après le susdit contact), et non plus celle que M. Pariset défend avec tant de chaleur, et qui se résume à attribuer l'épidémie à l'abandon de la pratique d'embaumer les cadavres des hommes et des animaux.

Je me résumerai en disant que la peste dite *de Constantinople* est originaire de l'Égypte (hypothèse généralement admise dans la science) et qui, au VIe siècle, a été connue à l'Orient.

Je ne parlerai pas ici des trente-deux épidémies qui ont ravagé différents pays avant l'ère chrétienne, parce que je ne veux parler que des grandes épidémies historiques, pour ne pas vous fatiguer beaucoup, et en même temps parce que je suis convaincu que la peste a régné en Europe incessamment dès le XIe siècle jusqu'au XVe.

La *variole*, on la croit originaire de l'Arabie.

Il ne faut pas vous rappeler, messieurs, les tristes et horribles épisodes pendant cette épidémia-là, en Europe ; ils sont fortement gravés dans les pages de l'histoire des grands fléaux.

Comme toujours, on a cherché son origine dans les plus anciens temps.

Vous savez comme Rivière, Lebisius Fernel, Fracastor et d'autres ont cherché à démontrer l'ancienneté de cette maladie, pendant que Sthal, Van Swieten, Clerk et beaucoup d'autres noms remarquables par leur savoir et critérium, sont d'opinion contraire.

Dans les ouvrages classiques de médecine grecque et romaine, de bonne foi, on ne trouve rien de positif sur la première hypothèse ; donc accepter la seconde est une conclusion nécessaire.

Les noms *giodari* ou *giadari* donnés par les Arabes à cette maladie, et seulement à elle, ont servi à la distinguer des autres avec lesquelles elle était confondue dans les traductions. L'Arabie doit-elle encore être considérée comme le point de départ de toutes les épidémies de variole ? On ne saurait l'assurer.

L'année dernière elle a régné despotiquement, au même temps, en Angleterre, en Autriche, au Brésil, aux États-Unis, au Chili, au Paraguay, enfin en dix-huit pays ; avec la circonstance de frapper ceux qui étaient vaccinés, et même beaucoup qui l'avaient déjà eu très-fort. Cela indique qu'elle est acclimatée partout.

L'histoire de la *rougeole* est encore un point litigieux qui s'élève dans l'étude de la loïmographie.

On dit tantôt que l'ancienne Égypte a été son berceau ; on affirme tantôt qu'elle a apparu au VIe siècle de notre époque.

Les premiers s'appuient sur les traductions des livres hébraïques, grecs et latins, mais les plus renommés orientalistes (dont quelques-uns sont médecins), démontrent qu'il y a des fautes dans l'interprétation des traducteurs des livres historiques de la médecine.

Je crois que cette maladie, comme la variole, a été vraiment connue au temps de Rhamsès, d'après les preuves présentées par les auteur s que j'ai consultés.

Les Arabes l'appelaient : *hhazba* ou **al-hhazba**.

Sur l'origine de la *scarlatine* (*kumrah* ou **al-kumrah** des Arabes) les mêmes doutes et obscurités existent.

C'est en 1510 qu'on croit qu'elle s'est manifestée intense et épidémiquement la première fois.

Avant ce temps-là, je crois qu'on la confondait avec la rougeole ; opinion que M. Bateman et quelques modernes hygiénistes loïmographes soutiennent avec beaucoup de raison.

D'après le témoin du grand Hufeland, elle a été généralement connue au xviie siècle.

Des dizaines de noms qu'on lui avait donnés, celui de *scarlatine* que Sydenham a proposé est le plus convenable.

Vous connaissez beaucoup, messieurs, les travaux d'Ingrassias, de Ballon, de Jean Coyttar, du grand Trousseau, de M. Ch. Anglada, et d'autres savants, pour que j'aie besoin de citer leurs différentes cpinions.

La *scarlatine angineuse* ou *angine maligne* ne me paraît pas probable, qu'elle eût apparu pour la première fois à Édimbourg, parce qu'il est généralement connu qu'en 1610, en beaucoup d'endroits de l'Espagne, les enfants ont souffert du *garrotillo*, que nous savons être précisément la scarlatine en question.

Vous aurez lu, certainement, dans les chroniques médicales d'Italie, que le *morbus strangulatorius*, qui a ravagé ce pays-là pendant vingt ans, a été le même *garrotillo* importé de l'Espagne.

L'Angleterre, l'Espague, la France, toute l'Europe enfin, ont été victimes de cette maladie épidémique, type de contagiosité.

La main terrible de la fatalité paraît avoir voulu écraser l'Europe du xe au xiie siècle !

Pendant cette époque la célèbre *épidémie gangréneuse*, appelée aussi *feu sacré, mal des ardents, feu de Saint-Antoine, feu d'enfer*, etc., a réduit en vrais déserts plusieurs villes populeuses. Les écrits publiés alors étaient si obscurs, si pauvres de science, si remplis d'ultra-réligiosité, et au même temps les descriptions si pleines d'horribles épisodes de dévastation, que la Société de médecine de Paris, en 1776, a envoyé une commission pour faire des études sérieuses à cet égard.

Paris a été la victime, dont le martyre commença en 945.

Des brillants travaux du professeur Ch. Anglada, qui me guident dans cette partie, je conclus que le *feu de Saint-Antoine* n'existe plus tel qu'il était, puisqu'au•commencement du XVIIIe siècle son caractère n'était pas le même qu'en 945.

On ne sait rien de son origine, puisqu'on prétend qu'elle fut connue aussi dans le temps d'Hippocrate.

De la *peste noire*, la tempête colossale du XIVe siècle, il suffit de prononcer le nom ou quelqu'un de ses synonymes sinistres, tels que *peste atrocissima*, *mort noire*, *mort dense*, ou simplement *mort*, pour glacer le sang des habitants des pays qui ont été secoués par ses rafales !

Originaire de la Chine, et particulièrement du *Cathay noir*, elle tua là-bas treize millions de personnes ! !

De la Chine, de l'Inde et de Bagdad elle poursuivit les populations de la Boukarie, de la Turquie et des autres pays du nord de l'Asie et de l'Afrique, d'où elle se jeta principalement sur l'Italie et les plages de la Méditerranée, en 1348.

Tous les pays d'Europe, de toutes les latitudes ont souffert !

Heureusement pour l'humanité, cette épidémie est aujourd'hui à peine connue par les descriptions des auteurs. Elle est disparue de la surface de la terre ; de même que les *ichthyosaures*, les *plésiosaures*, les *mégathériums* et les *mastodontes* qui ont été substitués par des nouvelles espèces.

La grande épidémie de *suette anglaise* se manifesta d'une façon horrible, comme Gruner nous le fait voir.

Vous savez qu'il a collectionné tout ce qu'on a publié à l'époque de l'épidémie, et après cela, tellement bien, qu'aujourd'hui nous pouvons connaître toutes les opinions, toutes les descriptions des médecins, comme si nous étions en 1485.

L'Angleterre a été la victime de ce fléau de marche rapide et transmissible ; vous savez bien que la mortalité était de 99 p. 100 des atteints. Heureusement elle dura quinze jours, pendant lesquels les destructions ont été comparables aux plus longues.

L'Angleterre a encore été visitée par ce fléau, quinze ans après (1504), et en 1518 Londres resta presque sans population ! Après avoir ravagé l'Europe centrale, principalement la Pologne, elle se montre encore une fois en Angleterre en 1551.

Cette prédilection pour ce pays-là, qui a été aussi son point de départ et de naissance, a été la cause de la dénomination *suette anglaise*.

Permettez-moi, messieurs, de rendre de cette honorable chaire un tribut d'admiration et d'enthousiasme à la mémoire des étudiants de médecine de Cambridge, qui sont morts héroïquement à leur poste d'honneur.

Parlons aussi de l'épidémie de *syphilis* du XVe siècle ; laissons les détails et examinons seulement les deux principales hypothèses sur son origine :

1° Est-elle de l'ancien continent ?

2° Est-elle de l'Amérique?

Il y a de nombreuses citations d'anciens écrivains, qui prouvent que chez les Hébreux et chez les Grecs elle a été connue, mais sous la forme épidémique elle s'est manifestée seulement en 1493, justement peu de temps après le retour des équipages qui avaient été en Amérique.

Par cette circonstance-là, quelques épidémiologistes ont attribué au nouveau monde l'origine du mal vénérien.

Si cette hypothèse n'eût pas été combattue d'une manière brillante par Sauchez, Ricord et d'Anglada, je pourrais poser aussi la question de l'union probable de l'ancien avec le nouveau continent, fondée sur l'opinion de géologues et d'ethnographes très-distingués.

De cette manière-là on pourrait admettre la propagation du mal vénérien dans l'Amérique par les Asiatiques.

De plus, les côtes orientales de l'Amérique septentrionale, dès l'an 1000 (de notre époque), étaient connues des Scandinaves, Éric le rouge, son fils Leif et plus de trente autres hommes condamnés, comme cela on pourrait dire aussi que les Européens furent les porteurs du mal dans l'Amérique.

Mais, pourquoi tout cela ?

Il y a une preuve très-remarquable pour combattre l'origine americaine de la syphilis, c'est-à-dire que ceux qui ont voyagé dans l'intérieur du continent américain et qui ont été chez les sauvages pendant long-temps, soit en catéchisations, soit en explorations, n'ont jamais vu aucun cas de cette maladie-là ; excepté ceux qui provenaient du contact des hommes civilisés *impurs* avec les femmes sauvages.

Quoi qu'il en soit, il n'y a rien de très-positif sur l'origine de la syphilis chez les Grecs, et même chez les Romains, d'après M. Anglada qui, malgré les textes latins, qu'il assure avoir été mal interprétés par les traducteurs, il n'admet pas.

Je ne peux pas être tout à fait d'accord avec lui sur ce point-là. Je crois à l'ancienneté de la syphilis endémique dans l'Orient, comme à celle du choléra dans le Gange.

Il ne faut pas que je reproduise les horreurs que l'Europe a souffertes sous l'influence de cette maladie terrible, qui aujourd'hui s'est naturalisée dans tous les pays civilisés ; et ne se manifeste pas épidémiquement, comme dans ce temps-là.

Sur le *choléra* je ne parlerai que de la grande épidémie qui a terrorisé le monde au XIXe siècle.

Son origine est généralement reconnue par tous les loïmographes de tous les temps et de tous les pays.

Son histoire est la nôtre. Sa marche, ses effets et les dangers qu'elle produit, vous les connaissez parfaitement.

Sa cause initiale et sa prophylaxie sont les questions du jour ; mais ce n'est pas à moi de les aborder, c'est à vous, Palinures des sciences médicales.

Quoique très-rapidement, j'ai parlé de la patrie des fléaux de l'ancien continent, qui sont les pays baignés par le Nil, par le Gange, par le Danube (pour les maladies épidémiques contemporaines) et même pour beaucoup des éteintes.

Parlons maintenant de l'Amérique.

Les honorables représentants des États-Unis, ce foyer des progrès dans toutes les branches de connaissances humaines, et des autres républiques américaines, parleront certainement de leurs épidémies, et répandront la lumière sur tous les points obscurs de mon discours.

Je m'occuperai en particulier et succinctement de l'Amérique méridionale cis-andine, et plus spécialement du Brésil.

Dans le nouveau continent, qui, d'après l'opinion générale, était inconnu du reste du monde, les épidémies qui ont attaqué les aborigènes, avant sa découverte, ne peuvent être connues, excepté par des écrits qui pussent être traduits (1).

---

(1) Lorsque l'étude des langues des tribus indigènes sera plus avancée, on découvrira peut-être quelques documents qui offriront un grand intérêt pour l'archéologie, la médecine et l'anthropologie. Mais il faut bien remarquer qu'il est très-rare de trouver

La seule épidémie qui doit être considérée américaine est la *fièvre jaune* (quoique Pym la considère comme africaine).

Connue sous beaucoup d'autres noms qui se trouvent dans toutes les œuvres spéciales, la fièvre jaune est originaire des deltas, des grandes rivières qui débouchent dans le golfe du Mexique principalement, et dans la mer des Antilles.

Quelques auteurs ont cherché à démontrer que le typhus d'Amérique a été connu, dès les temps les plus reculés, en Europe. Nous n'acceptons pas les documents qu'on a présentés, parce qu'ils sont insuffisants.

Transmissible comme elle est, la fièvre jaune ordinairement ne fait de grands ravages que lorsque les conditions hygiéniques et morales lui sont favorables.

De la *variole* nous n'avons plus besoin de rien dire ici, parce que nous l'avons déjà mentionnée entre les épidémies de l'ancien continent.

L'Amérique a été dévastée principalement dans le temps de l'abominable trafic des esclaves pratiqué par les métropoles, qui avaient besoin de bras pour cultiver leurs possessions agricoles.

Quand les navires destinés à cette besogne-là partaient de l'Afrique, ils avaient les cales pleines de nègres des deux sexes de tous les âges pêle-mêle.

Dans peu de jours, l'espace confiné, sans ventilation et plein de matières fécales et d'exhalaisons de centaines d'animaux rationnels tombés au plus bas de la dégradation, devenait un véritable cloaque pestiféré.

Quel que fût le germe nosologique qui se manifestât à bord, les résultats surpassaient tout ce qu'on pourrait imaginer !

Bien des fois les navires équipés en Europe pendant les épidémies de variole, de rougeole, de syphilis et d'autres maladies contagieuses ont été les porteurs de celles-ci, qui se développaient avec intensité dans les ports africains, où ils sont allés prendre les esclaves destinés aux colonies et dans les ports de l'Amérique.

Après le contact lascif des hommes de l'équipage avec les femmes

quelques hiéroglyphes des sauvages, et le peu qu'on ait trouvé paraît plutôt provenir d'autre source que d'eux.

M. Ladislas Netto, distingué naturaliste brésilien, travaille, dans ses recherches, à une inscription qu'il assure être égyptienne, et qui a été trouvée dans une excavation, près de Rio-de-Janeiro. Il assure avoir déjà déchiffré ces hiéroglyphes. Quand son travail sera fini, si ses hypothèses sont confirmées, il ne restera plus aucun doute sur la communication d'autrefois des habitants des deux continents. Les ethnographes plus modernes commencent aussi à faire l'étude des radicaux des langues indigènes d'Amérique ; ils décideront aussi la question.

nègres, les plus jeunes, et des pilotes avec celles qu'ils croyaient vierges, la vérole et la petite vérole, etc., se communiquaient et se développaient vite.

Les fièvres graves d'Afrique ravageaient aussi ces malheureux nègres, dont les cadavres restaient quelquefois pendant plusieurs jours dans la cale, sans que le capitaine en eût aucune connaissance.

Ceux qui échappaient à ces horreurs transmettaient aux habitants des colonies américaines les nouveaux et dangereux germes des maladies qu'ils ne connaissaient pas.

Voilà, messieurs, comment la syphilis est née en Amérique !

Voilà comment ceux qui étaient chargés de la noble et sainte mission de civiliser la jeune Amérique se conduisaient: ils nous importaient les maux épidémiques et moraux !

Par fatalité des peuples qui ont secoué le joug des métropoles, ils ont dû hériter du stigmate honteux de *marchands de chair humaine*, qui devrait à peine tomber sur les vrais délinquants.

Laissons, messieurs, cette page hideuse de l'histoire de l'humanité. Heureusement pour le Brésil, ses efforts, dès 1849, ont été couronnés par le décret du 28 septembre 1871. Nous avons à peine invoqué cette phase historique pour expliquer l'importation de la variole, de la rougeole, de la scarlatine et des autres maladies contagieuses dans le Brésil.

Le *choléra morbus* dont nous avons déjà parlé relativement à l'Europe, a été importé aussi par les navires européens qui transportaient des colons pendant les épidémies qui ravageaient quelques villes maritimes, d'où ils sont partis. A bord, la maladie s'est présentée avec intensité, et a tué beaucoup de personnes. A cause de l'exiguïté du temps dont j'ai pu disposer, les documents que j'espérais des différents pays de l'Amérique ne sont pas encore arrivés ; mais je peux assurer que la première épidémie de choléra dans le nouveau continent a été bien longtemps après la grande épidémie européenne (1830 à 1832).

Parlons du Brésil.

Me voici, messieurs, au point capital de l'histoire des épidémies, relativement aux intérêts de mon pays, que j'ai le grand honneur de représenter:

Je ne parlerai que de celles qui sont transmissibles et dont vous pourrez trouver l'histoire à l' « Esbôço historico das epidemias que têm grassado na cidade do Rio de Janeiro, 1872, par le conseiller, M. le docteur José Pereira Rego », travail très-utile sous le point de vue loï-mographique, ainsi que d'autres, dont vous connaissez aussi la relation.

La première épidémie qui a ravagé le Brésil a été, aux temps coloniaux, la *bixa*, en 1686, à Pernambuco, (d'après J. Ferreira Rosa), et à Bahia (1692), où sont morts tous les jésuites, excepté le père Antoine Vieira et un autre.

Rocha Pita (p. 428), fait aussi la description de la maladie, et on peut conclure, peut-être, que c'était la *fièvre jaune*; mais, comme les fièvres bilieuses des pays chauds présentent des symptômes très-ressemblants et quelquefois difficiles à distinguer de ceux de l'autre maladie, je crois que les anciens écrivains, qui soutiennent que la fièvre jaune a visité le Brésil avant 1849, n'ont pas raison; cependant cela n'était pas impossible; parce qu'elle pouvait avoir été importée par quelque navire qui eût é.é aux Antilles, comme il est toujours arrivé dans tous les autres pays (1).

En 1836, une forte épidémie de rougeole se manifesta, présentant un caractère très-grave et des symptômes angineux, en même temps que la variole et les fièvres rémittentes graves, etc.

En 1837, un navire négrier, malgré les ordres du gouvernement, a pu éluder la police, et importa des cas de *scarlatine*, qui se reproduisirent en 1842 et 1843 avec une intensité extraordinaire.

Les années de 1844 à 1848 ont été sous les coups des fièvres éruptives, principalement de la rougeole et de la variole. Il y eut aussi une de ces fièvres avec des symptômes de rhumatisme (que le peuple appela *polka*, à cause de sa coïncidence avec la mode de cette danse-là au Brésil).

En 1849 et 1850, la *fièvre jaune* se manifesta chez nous.

Après la sécheresse de 1848 et 1849, il y a eu une modification considérable dans les conditions météorologiques du pays, principalement des provinces méridionales. Après l'arrivée d'un grand nombre de colons partis de différents endroits ravagés par des épidémies, après l'in roduction de beaucoup d'esclaves africains (dont la traite allait finir, grâce aux mesures que le gouvernement brésilien a pris) ; enfin, après l'absence complète des règles de l'hygiène publique et privée, le germe du fléau a trouvé toutes les conditions les plus convenables à son développement.

Ce fut alors qu'un navire, arrivé de New-Orléans à Bahia, nous apporta le germe de la fièvre jaune, qui a causé de grandes pertes.

(1) Lisez le *Dictionnaire des sciences médicales*, vol. XV, édition de 1816, p. 344, et 381 et la *Société des sciences médicales* du 12 mai 1837.
Je remarquerai que les ports du Brésil étaient alors fermés aux navires étrangers, et que l'espace de temps entre 1686 et 1849 (237 années) sans autre interruption, malgr les mêmes causes, me fait assurer que la fièvre jaune n'a pas été endémique au Brésil

De Bahia elle fut transférée à Rio-de-Janeiro et ailleurs.

Après cette calamité, on a soigné un peu plus la propreté des villes et des maisons au Brésil.

La dissémination de la population, remarque l'honorable M. Pereira Rego, a fait que beaucoup de milliers de nouvelles maisons plus conformes aux règles hygiéniques ont été construites.

Les immigrants étrangers, de peur de la maladie, ont abandonné nos ports.

Le mal a diminué considérablement d'intensité pendant 1852 et 1853.

En 1863 et 1864, pour la première fois, le *choléra* est venu au Brésil.

Les navires arrivés de Londres, de Cardif, de Liverpool et de Hambourg, où le choléra faisait beaucoup de victimes, présentaient parmi leurs équipages quelques cas de cholérine, et le professeur Paula Candido, président du comité d'hygiène publique de Rio-de-Janeiro, publia immédiatement des renseignements sur le choléra et prédit l'arrivée de la maladie épidémique.

Le navire portugais *Defensór*, venu de Porto avec 322 colons, avait perdu pendant la traversée 36 personnes par le choléra : il arrive au Para (province du Brésil), dont la capitale (Belem) fut immédiatement contaminée.

De là le mal attaqua Bahia, Rio-de-Janeiro et beaucoup d'autres villes du Brésil.

De tout ce que j'ai dit vous voyez que je crois, comme vous, qu'il y a des *foyers épidémiques*, d'où sortent les fléaux voyageurs qui se transfèrent aux différents pays, et que, s'ils trouvent des circonstances favorables à leur développement, ils y font des ravages.

Passons à l'autre problème.

Quelles sont les causes probables de la naissance des fléaux épidémiques ?

Il ne faut plus que reproduire les résultats positifs des études faites par les différents hygiénistes et cliniques, de l'Angleterre et de la France principalement, pour arriver à notre but.

Comme le programme proposé par le gouvernement autrichien demande que les questions qui concernent le choléra, la fièvre jaune et la peste soient étudiées séparément, je m'occuperai de chacune à son tour.

De la *peste*, je dirai, d'accord avec la commission de l'Académie de médecine de Paris (sur la peste et les quarantaines), qu'elle est spontanée, principalement en Égypte, en Syrie et en Turquie, mais encore (exceptionnellement) en d'autres contrées de l'Afrique, de l'Asie et de l'Europe.

L'Égypte, ce pays que Pariset a décrit avec de si belles couleurs en 1837 (1) dans ses Mémoires sur les causes de la peste, est devenu un foyer de cette si terrible maladie, grâce à l'incurie et à l'ignorance de ses administrations.

Vous connaissez bien le travail de M. Hamont sur la destruction de la peste et les quarantaines, publié à Paris dans le Bulletin de l'Académie royale de médecine de 1844 ; vous avez lu comme il parle des maisons construites avec de la boue et dont la charpente est composée d'ossements d'animaux, lesquelles sont basses, obscures, humides et encombrées ; de la manière de dormir des familles, pêle-mêle sur le sol humide dont elles ne sont séparées que par une natte de joncs usée, pourrie et vermoulue, entourées de toutes sortes d'ordures et de décombres... Il dit encore que l'Égyptien (pauvre pour la plupart) ne porte pour tout vêtement que son linge de corps, dont il change rarement ; et sa nourriture insuffisante se borne à très-peu et de très-mauvais (2).

Dans l'Égypte moderne, dit le docteur Pruss, l'hygiène des villes n'est pas meilleure que celle des villages.

Le Caire est traversé par le *Calidj*, canal qui est le réceptacle des immondices qu'y versent les égouts et de toutes les ordures, et qui reçoit à peine une fois l'année l'eau du fleuve ! « C'est dans cet état qu'elle est

---

(1) Voici ce qu'il en dit : « Tout Européen qui mettra le pied en Égypte pendant la saison favorable sera frappé de la constante sérénité du ciel. Il sentira dans l'air cette pureté que l'on rencontre toujours dans le voisinage des eaux vives. S'il voyage dans le Nil, il sera charmé, non de la couleur toujours louche, mais de la saveur fraîche de l'eau du fleuve ; et s'il visite à droite et à gauche les plaines cultivées, il sera saisi à l'aspect de cette terre riante de verdure et couverte de richesses destinées, les unes à nourrir l'homme, les autres à le vêtir. Tout ce grand paysage ombragé de dattiers, d'orangers, de citronniers, de jasmins, de tamarins, de saules, d'acacias, de sycomores et sillonné de canaux et de digues, qui rompent sans cesse la direction des chemins. Tout ce paysage va s'appuyer sur les sables du désert, au pied d'une double chaîne de montagnes qui, a l'orient et à l'occident, le clôt comme une double muraille.

» La salubrité de l'Égypte est augmentée par les vents qui règnent presque journellement, surtout par les vents étésiens qui soufflent au nord. »

(2) « A défaut de pain, le fellah mange des semences de coton, des résidus de graines de lin, des noyaux de dattes, qu'il a pilés et réduits en galettes.

» Quant à la viande, le maître lui en donne, mais de celle provenant des animaux malades. Son mets le plus ordinaire, c'est du vieux fromage fait avec du mauvais lait, qu'il conserve dans des pots où s'agitent des milliers de petits vers blancs..... »

« Du poisson pourri, des feuilles de mauve, des feuilles de chardons, les tiges et les feuilles de trèfle blanc, de fenugrec, des dattes vertes ou pourries, des oignons crus, des concombres également crus, des courges, une espèce de melon sans saveur, des pastèques ; voilà ce qui complète l'alimentation habituelle du fellah. » (Docteur Pruss.)

distribuée dans la ville et bue par les pauvres. Mais bientôt la chaleur fait baisser le lit du canal ; l'eau s'altère, se noircit et s'évapore en remplissant les maisons voisines d'un méphitisme qui fatigue la tête et soulève l'estomac... » « Dans la plupart de ces maisons on a pratiqué, au niveau du sol, des caveaux de sépulture en nombre variable ; chacun de ces caveaux renferme 80 à 90 cadavres... » « Il en est d'autres contenant jusqu'à 30 cadavres, au-dessus desquels habite la famille, qui n'en est séparée que par un plancher. » (Pruss, Pariset, Hamont.)

Si nous consultons Gaëtani-Bey (*Sulla peste che affiisse l'Egitto l'anno 1835, loc. cit.*), nous voyons que « la peste s'insinue avec la plus grande facilité dans les localités où l'eau reste stagnante par suite de l'absence ou du mauvais entretien des canaux. »

Constantinople passe aussi comme capable de produire spontanément la *peste.*

Sur les conditions hygiéniques de la sultane aux minarets du Bosphore, j'emprunte les études de M. Cholet (*Mémoire sur la peste*) :

« Lorsqu'on traverse le petit ruisseau qui sépare ce village grec de Péra, une odeur des plus fétides frappe l'odorat. Ce ruisseau est, en effet, le réceptacle des immondices, non-seulement de San-Dimitri, mais encore des villages voisins.

» L'hiver, par ses pluies très-fréquentes, le convertit en un vrai torrent qui cause quelquefois de grands ravages avant de se décharger dans le port.

Lorsqu'au printemps ses eaux tarissent insensiblement par suite de la rareté des pluies et de l'intensité de la chaleur, les immondices qu'il charrie finissent par s'amonceler au-dessous du village ; elles dessèchent et dégagent des miasmes les plus délétères. »

Les classes pauvres se nourrissent à peu près de même que les *fellahs*,.

La Commission française, par son organe le docteur Pruss, dit qu'elle retrouve dans la capitale turque *la peste naissant au milieu et très-probablement sous l'influence des mêmes causes qu'en Égypte.*

Dans la capitale de l'Arménie, on a vu aussi naître spontanément la peste.

Tous les médecins turcs, arméniens, russes et grecs principalement, savent que Erzerum est entouré de marais. « Leurs maisons sont de vraies renardières, basses, obscures, immondes, construites en terre. L'hiver, tous les membres de la famille et tous les bestiaux sont couchés pêle-mêle dans ces espèces de tanières... » — « Les rues sont très-malpropres. On y abandonne les animaux morts ; on y dépose toute espèce d'ordure... » — « La population est généralement fort pauvre... » — Sa nourriture se compose surtout de salaisons... » (Pruss.)

Ajoutez à tout cela l'irrégularité de la température et des saisons, et vous aurez des conditions identiques avec celles de l'Égypte et de Constantinople.

Parlons un peu du Danube, cette belle rivière qui baigne l'élégante capitale de l'Autriche et la poétique et hospitalière Buda-Pest.

Ses eaux, plus pures et courantes ici, ne sont pas de même en Valachie et à Orsova.

Certainement beaucoup de dignes membres de ce Congrès ont fait le voyage, comme moi, sur les bateaux qui naviguent entre Vienne et Odessa. Ils savent qu'à Brahillof il y a seulement 3^m,19 d'élévation des eaux danubiennes, sur le niveau de la mer Noire, et qu'à cause de cela le courant de cette rivière est très-insignifiant.

« Les deux rives du Danube, depuis Belgrade jusqu'à la mer, sont marécageuses et désertes. On voit çà et là sur le rivage bulgare quelques bouquets de saules. La rive valaque est plus basse, plus plate et plus nue. »

« *Les édifices des pittoresques villes turques baignés par les eaux danubiennes, dit M. Vallon (loc. cit.), sont des hangars, les rues des cloaques et les maisons des cahutes.* »

« Les habitants des deux rives du Danube passent leur vie dans une malpropreté et une misère extrêmes. Ils sont mal vêtus et très-mal nourris. Aussi les individus les plus pauvres portent-ils l'empreinte de la souffrance et de la langueur. » (Pruss.)

Je finirai mes observations sur les foyers de la peste en reproduisant la conclusion de la Commission française dans son rapport au gouvernement de son pays : « Dans tous les pays où l'on a observé la peste spontanée, son développement a pu être rationnellement attribué à des conditions déterminées, agissant sur une grande partie de la population. Ces conditions sont surtout : l'habitation sur des terrains d'alluvion ou sur des terrains marécageux, près de la mer Méditerranée ou près de certains fleuves, le *Nil*, l'*Euphrate* et le *Danube;* des maisons basses, mal aérées, encombrées; un air chaud et humide; l'action des matières animales et végétales en putréfaction; une alimentation malsaine et insuffisante; une grande misère physique et morale. »

J'y ajouterai, messieurs : *et aussi la présence d'un élément organique spécial qui a besoin de ces circonstances-là pour se développer et se reproduire.*

CAMINHOA.   3

Sur le *choléra* indien ou asiatique, nous avons discuté dans la séance précédente, et il n'y a aucun doute qu'il est endémique et originaire de l'embouchure du Gange, d'où, par des circonstances particulières, en 1817, il se manifesta à Yessore épidémiquement et d'une maniere terrible ; et que les caravanes l'ont apporté à la Mecque, d'où successivement il se propagea dans le reste du monde.

Tous les loïmographes qui ont fait des études plus remarquables sur le choléra ont dit positivement que les grandes épidémies ont eu leur point de départ dans les Indes ; cependant, M. Tholozan, que nous connaissons si avantageusement comme expert en cette matière, a démontré, en 1871, que l'épidémie qui a ravagé l'Europe en 1851-1852 n'a pas commencé en Asie ; et qu'en 1855-1856, son point de départ a été la Pologne.

Permettez-moi une digression, messieurs :

Je crois (c'est peut-être trop de prétention de ma part) que le choléra naît aujourd'hui spontanément en Europe. J'avais cette idée il y a longtemps ; mais les faits et documents que M. Tholozan vient de nous fournir m'ont affermi encore plus profondément dans cette idée.

De même qu'une graine portée d'un pays étranger germe, si elle trouve le climat et les conditions du sol convenables, le germe ou la graine pathologique peut aussi se développer et prospérer lorsqu'il trouve de bonnes conditions pareilles.

C'est une hypothèse, messieurs, mais qui se fonde sur des analogies évidentes.

Revenons à notre sujet.

Les conditions topographiques et hydrographiques du Gange et de son delta sont décrites dans toutes les œuvres qui s'occupent du choléra.

Tout le monde scientifique sait, et principalement des centaines de professeurs et de savants de tous les pays représentés dans ce Congrès, que les hypothèses sur la cause du choléra sont nombreuses, mais que, en tout cas, il n'y a pas un seul hygiéniste ou clinicien qui ne mentionne les miasmes terribles qui se dégagent du fleuve sacré des Indiens.

Deux coutumes du pays constituent des sources d'infection. L'une est l'habitude qu'ont les Indiens de brûler les cadavres sur les bords des rivières, et d'y jeter ce qu'ils appellent leurs cendres. Or, comme pour les pauvres le bûcher n'est guère qu'un simulacre, il en résulte que des cours d'eaux entraînent avec eux de nombreux cadavres tout entiers. Quand on ne brûle pas les cadavres, on les enterre à une très-petite profondeur, de telle manière que les pluies ou les bêtes fauves les mettent en contact avec l'air (Dutroulau). L'autre coutume qui, d'après Johnson, est presque générale, est la suivante, que j'indiquerai dans les termes empruntés à Johnson lui-même. « Au lever et au coucher du soleil, des myriades d'Indiens de toutes les classes et de tous les sexes se rendent en groupe aux bords des rivières pour sacrifier à la déesse Cloacina ; mais au lieu de porter leur offrande au temple, ils l'abandonnent avec indifférence au courant de l'eau et y répandent l'infection. »

Quant à l'alimentation des habitants, elle consiste en laitage, riz, habituellement froids et souvent aigris, qu'ils assaisonnent avec du poisson déjà avancé ; ils y joignent les melons, les concombres, les amandes, le cacao et d'autres fruits huileux, etc. L'eau que tout le monde boit en abondance est l'eau saumâtre des rivières, ou celle des inondations, plus affreuse encore (M. Briquet).

Pendant une saison qui, d'après Moreheat, dure cinq mois, celle de l'hiver, tous les fleuves débordent, les canaux et les étangs se crèvent, et le sol, couvert en quelques jours de 15 à 20 pieds d'eau, est inondé à plusieurs lieues de distance. La température moyenne du jour est de 25 degrés.

Pendant l'été se font le retrait des eaux et le desséchement du sol. Quand ils commencent, le pays est couvert de 12 à 15 pieds d'une eau saumâtre chargée d'une immense quantité de débris organiques. Dans certains lieux, où les eaux sont stagnantes, elles sont couvertes de tant de végétaux qu'on dirait une prairie. Dans d'autres lieux, c'est une boue sale, quelquefois noire comme l'encre. Or, tout cela se dessèche en quelques semaines. On peut juger de la quantité et de la nocivité des effluves qui s'échappent de ces bourbiers, où pourrissent et se décomposent des millions de végétaux et d'animaux. (Cit.)

Jameson fait voir qu'à Calcutta le choléra à l'état sporadique existe constamment dans la Ville-Noire qui longe le Hougly, l'un des bras du Gange ; cours d'eau tellement malsain qu'il suffit de le remonter le soir en bateau pour être atteint du choléra. Dans ce quartier à rues étroites, où loge le bas peuple, on voit des cas de choléra naître dans toutes les saisons, et assaillir de préférence les cabanes des pêcheurs, les cases les plus voisines de la rivière. Dans le Showringi, qui est le quartier riche, et où il y a de l'espace et de l'air, le choléra sporadique n'apparaît que très-rarement, et les cas sporadiques de cette maladie n'y deviennent fréquents que quand une épidémie apparaît.

Faut-il encore, messieurs, citer les noms des auteurs qui ont démontré l'influence de l'humidité et des miasmes qui se développent au delta du

Gange, comme la cause de l'endémicité du choléra? Faut-il vous reproduire les noms des lieux qui, grâce à l'identité de conditions hygiéniques, ont eu aussi ce fléau endémique? Non ; je crois superflu d'insister.

Dans le « Rapport sur les épidémies du choléra-morbus » émané de
la commission composée de MM. Bouillaud, président; Barth, Davaine,
de Kergaradec, J. Guérin, Jolly, Mêlier, Roche, Tardieu et Briquet (rap-
porteur), vous aurez lu que l'on considère les épidémies de choléra sous trois
points de vue, ou sous trois formes :

1° Les épidémies locales, qui ont peu de tendance à s'étendre ;

2° Les épidémies régionales, qui sont douées de la faculté de
s'étendre d'une contrée à la contrée voisine; mais qui, cependant, ne dé-
passent pas les limites de l'Inde ;

3° Les épidémies générales qui, parties d'une des provinces de l'Inde,
arrivent aux frontières de ce pays, puis s'étendent aux contrées voisines,
et de là se propagent dans une étendue plus ou moins grande du globe.

La dernière forme est justement celle qui nous intéresse plus particulièrement, mais celle qu'il est le plus nécessaire de combattre est la première. Ses causes ont été décrites déjà par les auteurs que nous avons
cités, et dont l'opinion peut être résumée, comme fait M. Wise dans le
passage suivant : « L'épidémie commence ordinairement par la localité la
plus voisine des eaux ; et c'est là que se trouve le plus grand nombre
des malades... Après elle s'étend peu à peu aux localités environnantes,
et tend à se propager le long d'un bord et à gagner le bord opposé. A
l'exemple de ce qui se passe pour les fièvres intermittentes, le miasme
cholérique n'a généralement plus d'action au delà de quelques kilomètres
de son point de départ. »

Voici encore un passage du rapport de M. Briquet, par lequel je ter-
mine cette partie :

« Cette contrée est tellement insalubre, que la partie qui correspond à
la moitié inférieure de Calcutta est complétement inhabitée et aban-
donnée aux chacals. Tel est l'état sanitaire de la rive droite du Hougly. »

Il n'y a donc aucun doute que les conditions et la pathogénésie du
choléra ne soient identiques ou très-semblables, au moins, à celles de
la peste ; et que le Gange est le foyer principal de ce fléau. Nous ajoute-
rons toujours que le *germe spécial*, propablement organique, y trouve
les plus convenables conditions à son développement (1).

---

(1) Les conditions que nous venons de citer ne peuvent expliquer la naissance du
choléra ; il faut, nous l'avons dit, un germe, qui sera sans effet si nous inutilisons le
sol où il doit se développer et reproduire.

De la *fièvre* jaune, les épidémiologistes ont, à peu près, dit la même chose. Originaire des bords et des deltas du Mississipi et des grands fleuves qui débouchent au golfe du Mexique et à la mer des Antilles, le fléau ne se communique jamais, que par les navires, les hommes et les objets aux autres pays où elle n'est pas endémique.

Tous les épidémiologistes disent, comme Dutroulcau, dans son *Traité des maladies des Européens dans les pays chauds* (1868), que les foyers endémiques de la fièvre jaune, en Amérique, sont restés concentrés jusqu'ici sur les rivages du golfe du Mexique et des Grandes Antilles. Mais il dit aussi qu'on peut établir la graduation suivante pour la fréquence des épidémies de fièvre jaune au point de vue géographique : *épidémies, sinon annuelles, du moins très-rapprochées* dans les foyers endémiques du golfe du Mexique et des Grandes Antilles ; périodes épidémiques de

Quelques hygiénistes américains ayant cherché l'explication scientifique des *miasmes*, ont cru qu'ils devaient être des *protococci* ou *protozoarii*.

Nous admettons aussi cette hypothèse, et d'après dix-neuf ans d'étude sur ce sujet, nous croyons que les expériences de M. Doyère sur l'air des infirmeries de cholériques en France, ainsi que celles de M. Hermann en Russie, et du docteur Thomson en Angleterre, prouvent jusqu'à l'évidence l'existence des êtres cellulaires.

Vous savez que le premier a obtenu « des globules plus ou moins rougeâtres réunis à l'aide d'une matière gélatino-albumineuse ».

Mes études m'ont démontré que cette manière de formation ou de reproduction est aussi celle des algues uni-cellulaires (les *protococci*) dont le *plasma*, si je peux donner ce nom à la substance gélatineuse qui entoure les cellules ou les microphytes, est identique à peu près avec les liquide gélatino-albumineux dont parle Doyère.

Les *molécules spéciales de forme arrondie*, que M. Hermann a trouvé dans l'atmosphère des infirmeries de cholériques et qu'il a étudiées au microscope, que sont-elles ? — Quant à moi, la même chose que les précédentes.

M. Briquet, au nom de la commission française, a dit : « Nous pensons trouver plus de ressources dans l'induction, en rapprochant ces miasmes de ceux de la fièvre jaune ou de ceux qui produisent les fièvres intermittentes pernicieuses. » Il admet donc aussi un germe très-proche de celui de la fièvre jaune.

En 1858 (neuf années avant lui), j'ai écrit dans ma thèse inaugurale, sur la provenance de la fièvre jaune et du choléra le passage suivant : « ..... Le monstre gangétique et l'hydre américaine s'originent de la même cause et se manifestent de la même manière, à peine modifiés par des circonstances inconnues à présent ; mais qui, dans peu de temps, j'espère, seront connues. » (Page 2.) « ..... Je crois que les miasmes se forment par la décomposition des animalcules qui engendrent de nouveaux êtres qui, sous l'influence de circonstances que nous ignorons, acquièrent, quand ils sont introduits dans l'économie, la propriété de déterminer la fièvre jaune ou le choléra morbus ! » (Page 107 de la même Thèse inaugurale.) « ... . J'ajouterai encore que l'origine des deux épidémies est celle-là ; mais que, de même que la semence loin de sa patrie reproduit l'espèce de l'être qui l'a engendré, le germe épidémiologique peut être apporté à de grandes distances, où, s'il trouve des circonstances favorables à son développement, il reproduit la maladie qu'il avait à sa naissance, sans que la cause primordiale existe encore. » ..... « Dans quelques endroits et sous de certaines influences, il peut perdre sa propriété contagieuse ; de même qu'une graine, dans certains cas, perd sa force germinative, dans d'autres, au contraire, elle (la maladie) peut, d'infectieuse devenir contagieuse, de même qu'une graine qui n'est pas dans les conditions convenables pour germiner dans les circonstances ordinaires, si elle les trouve et si le sol est riche des principes nécessaires, devient propre à pouvoir reproduire l'espèce qui l'engendra. »

plusieurs années revenant à six ou à dix ans d'intervalles dans la chaîne des petites Antilles ; *épidémies accidentelles* et de durée variable, se déclarant dans les climats lointains des deux hémisphères ayant plus ou moins de rapports de saison chaude avec les climats torrides.

Sur la côte occidendale d'Afrique, à l'embouchure des rivières de Gambie et de Sierra-Leone, la fièvre jaune règne encore à l'état d'endémo-épidémie.

Quelques auteurs (Pym) considèrent même ces contrées comme la *terre originaire* de cette maladie. « C'est de là qu'elle rayonne à notre colonie du Sénégal, aux îles du cap Vert, etc. »

A l'appui des idées que je soutiens, dès 1858, relativement à l'influence des foyers primitifs, j'ai encore le même savant médecin français qui dit : « Parmi les divers éléments étiologiques admis et commentés par tous les auteurs, c'est l'*influence des lieux* qui semble déterminer plus particulièrement la nature et le caractère spécial de la fièvre jaune. C'est, en effet, dans quelques régions du globe seulement, et sur des points limités de ces régions, les bords de la mer ou des fleuves où pénètre la mer, et non ailleurs, quoi qu'on dise, qu'existent ses foyers endémiques où elle naît accidentellement (1). Or, la météorologie de ces points étant commune à une foule d'autres lieux où elle ne se développe jamais spontanément, ce n'est qu'aux émanations, aux *miasmes probablement de nature spécifique* auxquels ils donnent naissance avec le concours obligé, cependant, des éléments météorologiques, qu'on peut l'attribuer. » Et il dit encore ailleurs : « L'importance que j'attribue aux foyers primitifs, comme je les appelle, est encore appuyée par le grand loïmographe déjà cité. » Il dit : «] Les foyers endémiques du miasme de la fièvre jaune sont dits ses *foyers d'infection*, et pour tout le monde ils jouent *le premier rôle dans l'étiologie de la maladie.* »

Il me semble sans qu'il n'y ait aucun doute qu'il y ait des causes locales dans les fleuves américains qui débouchent au golfe du Mexique.

J'en ai dit assez pour justifier les mesures que je propose.

Je ne parlerai pas en particulier des pays de l'Amérique où la maladie est endémique ; c'est aux honorables représentants des États-Unis de le faire avec plus de connaissance et de lucidité. Je m'occuperai très-rapidement de l'Amérique méridionale cisandine, comme je vous l'ai dit, et plus spécialement du Brésil, qui à peine a été attaqué en 1849. Un navire

(1) Je ne peux pas non plus admettre que les eaux des fleuves et des lacs seulement soient suffisantes pour expliquer l'origine du typhus ictérode. Il est indispensable d'admettre un germe organique, parce qu'il y a beaucoup d'autres rivières dans les mêmes circonstances et qui ne produisent pas la fièvre en question. — Nous avons déjà vu que le Gange, le Nil et le Danube produisent d'autres fléaux que la fièvre jaune.

avec des colons venus de New-Orléans, qui avait touché à Saint-Thomas, où la fièvre ravageait horriblement, a été le porteur du mal.

En 1870, le Paraguay (*qui est situé à des centaines de lieues de la mer*) a souffert les horreurs d'une épidémie de la même maladie. Peu de temps après, la belle ville de Buenos-Ayres a payé aussi le tribut. Dans tous le ports la maladie a été toujours importée par des navires dont les cargaisons étaient librement reçues.

D'après cela, on pourrait conclure que les quarantaines sont indispensables ; mais le vrai hygiéniste ne tirera pas cette conclusion, parce qu'il sait parfaitement que la question principale ici n'est pas de faire passer des journées au lazaret, mais de la purification ou désinfection des passagers et des objets.

J'ai déjà indiqué les causes locales et générales qui ont amené le développement de l'épidémie au Brésil, tels que : la sécheresse (de 1848 à 1849), les circonstances extraordinaires dues à des modifications météorologiques anormales, une grande qnantité de colons venus de beaucoup de points où régnait la fièvre jaune, l'introduction des nègres esclaves et encore le mépris des règles hygiéniques, principalement à Bahia, où les marais, les ordures et les cadavres des animaux domestiques et de basse-cour se trouvaient partout dans ce temps-là, et vous pourrez bien vous expliquer la cause de l'intensité du mal épidémique là-bas.

Au Paraguay, il y avait eu une guerre de plus de cinq années, provoquée et déclarée contre nous par son tyrannique gouvernement, pendant laquelle plus de 350 000 personnes peut-être ont été mortes.

Les marais, dans lesquels se putréfiaient les cadavres des milliers de chevaux blessés aux combats et d'autres animaux, tout favorisait le germe épidémique, qui se développa et produisit de terribles ravages. Buenos-Ayres, dont le nom veut dire *bons airs*, à cause de son beau climat, se trouvait aussi dans d'horribles conditions hygiéniques quand l'épidémie éclata.

Lisez le rapport fait par le très-honorable professeur docteur L. Alvares dos Santos (de Bahia), chargé par le gouvernement brésilien d'étudier à la Plata les causes qui ont produit la plus terrible épidémie de fièvre jaune dont on a eu notion au monde, et vous verrez que tout le sol de la ville n'était plus qu'un cloaque, à cause de la manière de pratiquer et de conserver les fosses d'aisances. Cette belle ville de la république Argentine, où l'étranger s'enivre de croire que la pureté du climat est sans pareille, ne connaissait pas l'hygiène publique ni particulière.

La fièvre jaune a trouvé là-bas aussi les conditions les plus favorables à son développement.

Après les premiers cas fatals, la terreur s'empara du peuple et des autorités, qui ont quitté leur poste. Vous comprenez, messieurs, les résultats de tout cela. La terreur a dominé aussi quelques médecins. Les enterrements n'étaient pas faits convenablement. Dans ces circonstances-là le nombre des cas devenait chaque jour plus considérable. Alors le vénérable général Paunero, ambassadeur de la république Argentine au Brésil, demanda des conseils et des médecins à Rio-de-Janeiro ; non pas que les médecins argentins ne pussent faire tout par eux-mêmes, puisqu'il y a là-bas les docteurs Montes de Oca et d'autres savants professeurs, mais parce que les Brésiliens avaient eu beaucoup d'occasions de soigner des malades de fièvre jaune et savent sacrifier leur vie au bien de l'humanité. De plus, la dévastation dans un pays d'amis et d'alliés, qui s'étaient battus à notre côté dans la guerre du Paraguay, ne nous pouvait pas être indifférente.

Je ne parlerai pas des épisodes qui ont suivi, parce qu'ils n'intéressent pas du tout la science, mais seulement l'histoire.

Ce que je viens de narrer confirme la seconde condition admise par M. Léon Colin pour la marche des affections transmissibles, c'est-à-dire l'influence du degré de *réceptivité* des populations menacées, dont les immunités ou les prédispositions morbides, quelquefois inappréciables dans leur cause intime, dépendent heureusement le plus souvent des conditions hygiéniques de ces populations.

Il n'est pas difficile d'appliquer cette vérité aux différentes épidémies contre lesquelles on a établi les quarantaines.

Sur la *peste*, je ne pourrai pas parler avec la connaissance positive des faits, comme sur la fièvre jaune et le choléra, lesquels j'ai tant de fois combattus pendant les épidémies du Brésil et du Paraguay.

Heureusement pour le Congrès médical de Vienne et pour l'humanité, il y a dans son sein des pratiques et des loïmographes orientaux et égyptiens qui pourront éclaircir ce point-là,

Vous savez parfaitement, messieurs, comment le gouvernement de Sa Majesté Britannique a fait pour pouvoir prendre une résolution avec assurance sur l'efficacité des quarantaines contre la *peste*. Vous connaissez les questions qui ont été adressées aux différents professeurs, praticiens et cliniques dans les pays que les épidémies de peste ont ravagés ; mais comme dans le Congrès il y a aussi quelques-uns qui ne sont pas spécialistes dans les sujets épidémiologiques, vous me permettrez de les reproduire :

1° La peste est-elle contagieuse ?

2° La peste se communique-t-elle par la contagion seulement ou par quelque autre moyen? Quel est ce moyen?

3° Le contact avec un pestiféré est-il nécessaire pour communiquer la peste, ou bien le seul rapprochement d'une personne infectée suffit-il?

4° Les corps inertes qui ont été en contact avec un pestiféré peuvent-ils communiquer la peste, et dans l'affirmative quels sont ceux qui en sent les plus susceptibles?

5° Combien de temps la peste peut-elle rester cachée sans se déclarer par des signes évidents?

6° Combien de temps la matière pestilentielle conservée dans les corps inertes peut-elle conserver sa propriété communicative?

7° Quels sont les meilleurs moyens pour désinfecter les corps inertes?

Vous savez que la plupart ont répondu d'accord, excepté deux ou trois à peine, que la peste n'est pas contagieuse, qu'elle est endémique dans les conditions que nous avons ci-dessus mentionnées, que les vêtements des morts ordinairement vendus dans les bazars sont sans aucun danger pour ceux qui les achètent.

En vue d'un si grand nombre de documents positifs, le pays modèle en matière administrative, le pays des faits a reconnu que la maladie, n'étant pas transmissible, les quarantaines n'ont plus de raison d'être. Le même ont fait l'Autriche, la Belgique et quelques autres pays.

Vous connaissez encore mieux, peut-être, les déductions pratiques de la commission de l'Académie royale de médecine de Paris, à propos de cette question ; voici celles qui nous intéressent le plus particulièrement pour notre question :

1° Les pays où la peste est endémique sont : l'Égypte, la Syrie, la Turquie d'Europe et d'Asie et beaucoup d'autres pays de l'Asie et de l'Afrique.

2° Les causes sont surtout l'habitation sur des terrains marécageux, près de la Méditerranée, ou près de certains fleuves (le Nil, l'Euphrate et le Danube) ; les maisons basses, mal aérées et encombrées, l'air chaud et humide, l'action des matières animales et végétales en putréfaction ; une alimentation malsaine et insuffisante, une grande misère physique et morale.

3° La peste spontanée paraît peu à craindre pour l'Algérie, parce que d'une part, les Arabes et les Kabyles vivant, les uns sous la tente, les autres dans les demeures placées au sommet ou dans les flancs des montagnes ne peuvent engendrer la maladie; et, d'autre part, parce que l'assainissement de plusieurs parties marécageuses et les améliorations vraiment remarquables, déjà apportées dans la construction et la police du petit nombre de villes existantes, semblent une garantie suffisante contre le développement spontané de la peste.

4° Les progrès de la civilisation et *une application générale et constante des lois de l'hygiène peuvent seuls fournir les moyens de prévenir le développement de la peste spontanée.*

Je dirai, messieurs, d'après les opinions les plus respectables, que toutes les nations doivent suivre l'exemple de l'Angleterre, relativement aux quarantaines contre la peste ; parce que, si vous les faites faire sur mer, les marchandises passeront sur le dos des chameaux et sur les chemins de fer, car la Turquie et les pays riverains du Danube communiquent par terre avec le reste de l'Europe, et leur commerce avec le reste de l'Orient est très-facile et constant.

De la variole je ne parlerai pas, puisqu'elle existe acclimatée partout. L'année dernière, je le répète, elle a ravagé en même temps toute l'Europe, toute l'Amérique, beaucoup de pays d'Afrique et de l'Océanie !

Dans ce cas-là comment faire des quarantaines ? — La quarantaine de la variole est la vaccination et revaccination : le lazaret contre elle est l'étude, l'observation de la dégénération du pus vaccinique et des moyens de le faire revenir à son état primitif.

Nous n'avons plus à passer en revue que la scarlatine et la rougeole ; mais ces épidémies ordinairement naissent au milieu des pays de l'Europe et de l'Asie ; donc, les quarantaines sont inutiles et même reprochables contre ces maladies-là chez vous.

Vous me permettrez, messieurs, de présenter mon opinion ; elle me paraît à la hauteur des lumières de la science hodierne, et la seule qui ne soit pas contraire à la liberté humaine, et qui est digne des peuples illustres et humanitaires.

J'ai dit, à propos de la quarantaine contre le monstre du Gange, que je le crois contagieux : j'ai présenté les faits des épidémies de l'Amérique (et particulièrement de l'hémisphère du sud), qui prouvent aussi la transmissibilité de ce fléau, et j'ai combattu les quarantaines en général, par mer et par terre !

Quand je devais vous présenter les moyens convenables et acceptables pour substituer ce moyen prophylactque. M. le Président m'a bien voulu dire de laisser mes conclusions pour être discutées avec celles des quarantaines en général. Il avait bien raison, parce qu'il n'y a aucun motif pour les séparer, et on pourrait même critiquer cet exclusivisme pour le choléra qui ravage à présent quelques pays d'Europe, parce que la fièvre jaune et la peste ne méritent pas moins notre attention : puisque ce congrès est universel et non seulement européen.

En faisant l'exposition des causes capables de favoriser la fièvre jaune, (la seule dont je m'occuperai en particulier, parce que le choléra a été discuté, et les autres épidémies n'exigent pas ces moyens prophylactiques), j'ai tâché de ne rien dire sur la pathogenèse ; mais à présent, pour baser mes conclusions il me faut accepter une des hypothèses suivantes :

1° L'action des agents physico-chimiques qui se dégagent des bords boueux des grandes rivières qui se précipitent au golfe du Mexique, et qui agissent soit comme poisons, soit comme ferments ;

2° La présence des microzoaires qui ont une existence limitée ou presque éphémère, et qui, selon l'énergie de la reproduction, peuvent causer plus ou moins de maux.

Sans vouloir mettre cela en question, j'ai déjà dit que j'accepte l'origine organique, c'est-à-dire la deuxième ou troisième hypothèse ci-dessus ; parce que l'action des agents chimiques étant constante, ses effets le seraient de même : ils ne peuvent se reproduire partout, et loin de leurs éléments, augmenter l'intensité de leur sphère d'activité, tandis que les êtres organiques qui se produisent à peine à certaines époques, et dans de conditions spéciales ont toujours une existence plus ou moins limitée, comme vous savez. Cela est d'accord avec les faits, et avec la découverte des animalcules proto-cellulaires (monadiens) ou *proto-cocci* (?) dans les vomissements et dans les liquides des malades du typhus ictérode.

Vous voyez comment la question est complexe ; il faut donc multiplier les moyens pour la résoudre, parce que si nous continuons, malgré ou bon gré, à démontrer confiance aux moyens quarantainaires, nous éluderons les gouvernements, et ne détruirons pas la cause initiale.

En conséquence de ce qui précède, je propose l'emploi de mesures internationales énergiques, gigantesques, et que, sans le concours des grandes et petites puissances, il est impossible de réaliser. Je veux parler des moyens d'assainissement du Gange, du Nil, du Danube et des grands fleuves américains ; c'est-à-dire, que je veux une hygiène rationnelle et générale, mais non pas symptomatique (permettez-moi l'adjectif). Je veux écraser les épidémies dans leurs berceaux, avant qu'elles deviennent de grands monstres, contre lesquels toutes les forces sont impuissantes.

Si l'Angleterre, la France, la Hollande, l'Arabie, la Perse, la Chine, la Turquie, le Japon, le Portugal, enfin les pays qui ont des intérêts immédiats aux Indes et qui en sont voisins, se réunissent, chacun selon ses forces et en proportion de ses revenus et de son commerce, ne serait-il pas possible de canaliser les eaux du Gange et ses tributaires (dans leurs embouchures principalement), d'assainir ses bords, d'éviter l'incinération incomplète des cadavres, de faire des fosses d'aisances convenables, de diminuer les autres conditions reconnues capables de produire ou d'entretenir la maladie ?

Nous dirons la même chose au sujet des deux grandes rivières qui passent pour engendrer la peste ou pour l'entretenir. Si la Russie, la Turquie, l'Autriche, l'Italie, l'Égypte, la France, l'Espagne, l'Allemagne, la Grèce, les Principautés Danubiennes, etc., le veulent, n'est-ce pas que les foyers de la peste et du typhus diminueront et disparaîtront au bout de quelque temps ?

Il en arrivera encore de même avec les foyers de la fièvre jaune. Les États-Unis, que je considère comme l'Atlante du xixe siècle, puisqu'ils ont pu réunir les deux Océans par la voie de fer la plus gigantesque qui existe, ne pourront-ils, avec le concours des puissances européennes qui ont des colonies et des richesses et de grands revenus aux Antilles, avec le Brésil, les républiques Sud-Américaines, et le Mexique, faire la canalisation de leurs grandes rivières, et faire tout ce qu'il faudra pour faire disparaître cette maladie terrible ou diminuer du moins sa sphère d'activité ?

La réponse n'est pas douteuse. Il me semble, il est vrai, entendre au dehors les réclamations de ceux qui comprennent qu'au lieu de dépenser des sommes énormes dans les pays étrangers il vaut mieux faire de bons lazarets ou de beaux jardins publics chez soi !

Mais ceux-là ne se souviennent-ils pas que si les foyers épidémiques disparaissent, la mortalité sera diminuée, le commerce, l'agriculture et l'industrie feront plus de progrès, et surtout que l'humanité sera moins éprouvée ?

Il me paraît, messieurs, que si les gouvernements le voulaient, ce moyen, le seul vraiment efficace, réussirait.

Passons à l'appréciation d'une autre mesure beaucoup plus efficace également que les quarantaines : l'assainissement des villes et l'hygiène des habitations, principalement des classes prolétaires.

Pour justifier l'utilité de ce moyen, il ne faut plus que répéter la grande vérité pratique résumée par M. Villermé dans son livre sur LES ÉPIDÉMIES SOUS LE RAPPORT DE LA STATISTIQUE MÉDICALE ET DE L'ÉCONOMIE POLITIQUE. Il a démontré à l'évidence que « les épidémies diminuent de fréquence et d'intensité dans tous les pays qui passent de la barbarie et de l'ignorance à l'état de civilisation imparfaite, ou d'une civilisation imparfaite à une civilisation perfectionnée ».

Le docteur Prus, loïmographe très-connu, dit encore plus : « Les épidémies pestilentielles, non-seulement perdent de leur fréquence par la civilisation, mais cessent et disparaissent complétement, même dans le pays le plus prédisposé à la peste, quand ceux-ci sont soumis aux lo_s d'une hygiène éclairée et vigilante. »

Pourquoi l'Angleterre, la Belgique, la Hollande et tous les autres pays où l'hygiène est une vérité souffrent-elles beaucoup moins d'épidémies que d'autres, pourvues de lazarets? C'est que les villes malpropres, vous le savez très-bien, ont une réceptivité morbifique très-énergique. L'île de Cuba souffre beaucoup plus des effets de la fièvre jaune que les États-Unis. Le Portugal, l'Espagne, l'Italie, etc., où les quarantaines sont plus rigoureuses, ont souffert beaucoup plus des maladies épidémiques que d'autres pays mieux partagés sous le rapport de l'hygiène publique et privée.

Parlons maintenant des quarantaines comme moyen auxiliaire de ceux que je viens de citer.

Je les accepte et les propose seulement dans les cas suivants :

1° Si, par exemple, un navire ou un paquebot arrive d'un port suspect ayant eu des individus atteints de maladie transmissible à son bord, j'admets et même je conseille l'isolement de ces malades et du navire PENDANT LE TEMPS NÉCESSAIRE A LA DÉSINFECTION. Le lazaret sera alors une infirmerie isolée.

2° Si d'un port ou d'une provenance quelconque où régnait une forte épidémie transmissible il arrive un navire ou paquebot qui a fait le voyage en moins de dix jours, on doit le mettre en observation pendant le temps nécessaire pour le désinfecter le mieux possible.

Je vous ai déjà très-franchement dit, à propos de cette question, que *toute la vigilance des autorités sanitaires devrait se porter principalement sur le navire et sur les effets*, parce que les auteurs nous apprennent que les épidémies se sont toujours manifestées dans les ports après le déchargement des navires provenant des ports infectés. Les faits arrivés en Espagne, à Livourne, à Marseille, etc., sont très-connus. Permettez-moi d'en citer d'autres, que probablement vous ne connaissez pas, lesquels justifient parfaitement mon opinion que, *dans les quarantaines, la seule chose utile est la désinfection.*

Les voici :

Le brick russe *Rosina*, dans le port de Rio-Janeiro, a perdu *trois fois* tout son équipage par la fièvre jaune en 1855. Le navire était nouveau et présentait de bonnes conditions apparentes. M. le professeur Paula Candido, président du Comité d'hygiène publique à Rio-Janeiro, et savant très-distingué, l'a fait désinfecter. Après cela, il n'y eut plus un seul cas, malgré l'épidémie qui continuait sur les équipages en général.

Les deux autres faits doivent être probablement connus des honorables membres délégués du gouvernement de Sa Majesté Britannique. Les voici :

Le brick *Spy*, de la marine de guerre anglaise, qui était au port de Bahia, mit à la voile pour aller dans le nord de l'empire. Peu de temps après être sorti, quelques cas de fièvre jaune se sont manifestés chez des hommes de son équipage. Aussitôt, le commandant chercha le port de Rio-Janeiro, où il est arrivé après avoir perdu pendant la traversée la moitié de l'équipage. En arrivant au port de Rio, il y avait beaucoup de malades en état grave, parmi lesquels on comptait le commandant ; enfin, l'état sanitaire était si horrible que le navire a hissé l'insigne de quarantaine avant d'avoir été visité. Il fut remorqué dans la rade de Jurujuba pour être plus près de l'hôpital, sur lequel on a immédiatement dirigé tous les malades. Les hommes de l'équipage qui se portaient bien ont été envoyés dans un bâtiment (annexe de l'hôpital, mais qui était éloignée de celui-ci) où ils ont été baignés ; leurs bagages ont été désinfectés convenablement et loin du contact des malades. Les voiles du navire et tout ce qu'il y avait dans la cale et dans les soutes, en même temps que les rames, etc., ont été soumis à la désinfection la plus complète possible, et le navire, tout de suite après, a été aussi désinfecté par le docteur Paula Candido.

Or, des malades, 1 seulement est mort au bout de six heures. Après cinq jours de désinfection et d'aération du navire, blanchissage avec de la chaux, etc., l'équipage est revenu à bord, et il n'y a plus eu un seul cas après cela !

Un an plus tard, la même chose est arrivée au brick de guerre anglais *Express*, qui était parti de Bahia pour Rio-Janeiro, où l'on a mis en pratique les mêmes mesures de désinfection avec un résultat identique. Le gouvernement anglais, ayant reçu la nouvelle de ce fait et du désintéressement que les autorités ont témoigné envers les équipages des deux navires anglais, envoya une dépêche à chaque médecin de l'hôpital en les remerciant de leurs bons services et de leur dévouement à l'humanité.

Chaque navire peut être désinfecté pour 40 à 45 florins (soit 100 à 110 francs) tout compris. Les passagers peuvent être rapidement désinfectés en prenant un bain à la température la plus convenable et d'après l'habitude de chacun, et avec quelqu'un des désinfectants les plus dignes de confiance ; après cela ils changent de vêtements et peuvent obtenir la libre pratique.

Par le moyen des étuves usitées à l'hôpital de Midlessex ou dans l'asile de Saint-Pancrace, à Londres, et probablement dans d'autres hôpitaux bien complets, on peut en quelques heures laver tout le linge des passagers.

L'aérage et la dispersion des individus sains est aussi très-utile pendant le temps nécessaire au séjour dans le lazaret.

Voici le procédé employé par M. Paula Candido :

On commence par l'égout complet du navire et par mettre le fond de cale tout à fait à sec ; lavage de tout le navire avec une solution de potasse, aération pendant vingt-quatre heures. Cela fait, au deuxième jour on prend une cuvette de terre cuite contenant une portion de soufre ; on la met dans une autre contenant du sable ; enfin une troisième plus grande avec de l'eau complète l'appareil destiné à la production de l'acide sulfureux et à éviter quelque incendie à bord.

Lorsque le dégagement d'acide sulfureux commence, on ferme les écoutilles pendant trente-six heures. Le quatrième jour on les ouvre et l'on met les ventilateurs. Après douze heures de ventilation on fait blan-chir tout le navire avec de la chaux. Le cinquième jour, si les appareils de ventilation ont été bien mis, l'équipage peut revenir dans le navire et communiquer avec la terre.

Pour la désinfection des lettres et des correspondances. M. Paula Candido avait une armoire spéciale, qui pouvait être parfaitement fermée et qui avait un orifice en bas dans lequel pénétrait un tuyau de métal criblé. Les étagères étaient aussi criblées. Après avoir pratiqué des trous sur les lettres, on les mettait sur les étagères de l'armoire, qui était immédiatement fermée. Grâce à un appareil très-simple pour le dégagement du chlore, la désinfection était complète.

Je parlerai encore de l'*ozone,* qui, d'après M. Schönbein et ses élèves, serait la cause du choléra, et, d'après quelques observateurs en Amérique, la cause de la fièvre jaune. Je n'admets pas que la quantité plus ou moins grande d'ozone influe sur la production du choléra ; mais je puis vous assurer qu'au Brésil et dans la ville de Corrientes (république Argentine), j'ai remarqué une chose très-curieuse à cet égard, c'est-à-dire l'*antagonisme* entre les courbes ozonométriques et cholériques. Sur des dessins que j'ai l'honneur de soumettre à votre sage appréciation, vous pourrez en juger. Ainsi proposerai-je qu'on fasse fonctionner aussi à bord des navires venus des lieux infectés un appareil qui dégage de l'ozone. Remarquez que je n'entre pas dans les théories modernes de l'ozone, comme de savoir s'il est un état particulier de l'oxygène ou non ; je me borne à vous présenter le fruit de mes observations et de celles du professeur Paula Candido, qui sont d'accord avec celles du docteur Bento Maria da Costa (de Rio-Janeiro).

Mes observations ont été vérifiées par six des plus distingués médecins de la marine brésilienne.

Je finis, messieurs, en vous demandant votre indulgence, et j'ose espérer que vous me l'accorderez.

Je vous prie d'employer vos efforts pour que vos gouvernements ne s'occupent pas avec plus d'intérêt des progrès de l'artillerie et des armes de guerre, que de celui de la conservation de la vie humaine. Au nom de mon Gouvernement je peux vous assurer que vos conseils seront respectés ; parce que l'Empereur, les hommes d'État et le peuple du Brésil savent beaucoup adorer les sciences et vénérer les savants.

Plût à Dieu que vos décisions puissent concourir pour le dénouement d'une question internationale sur les quarantaines entre le Brésil et les républiques de la Plata, et je vous prie que, dans le cas d'appellation pour votre opinion, encore une fois, vous répandiez les lumières de votre sagesse et de votre expérience. Les résultats de mes efforts ont été peut-être nuls, malgré mes bonnes intentions.

La tâche était supérieure à mes forces ; voilà la raison.

J'ai dit très-peu de chose en parlant beaucoup.

Permettez-moi donc de parodier les mots du grand prince des orateurs : « Je t'écris cette longue lettre, parce que je n'ai pas pu en faire une plus courte. » (*Applaudissements.*)

Mappes Ozonométriques et indicatives des cas de Choléra-
Morbus pendant l'épidémie de 1867. à la ville de Corrientes à
l'Hôpital de la Marine Brésilienne.

SERVICE DU D^EUR CAMINHOA.

MAPPE N.º 1.

Mois d'Avril.

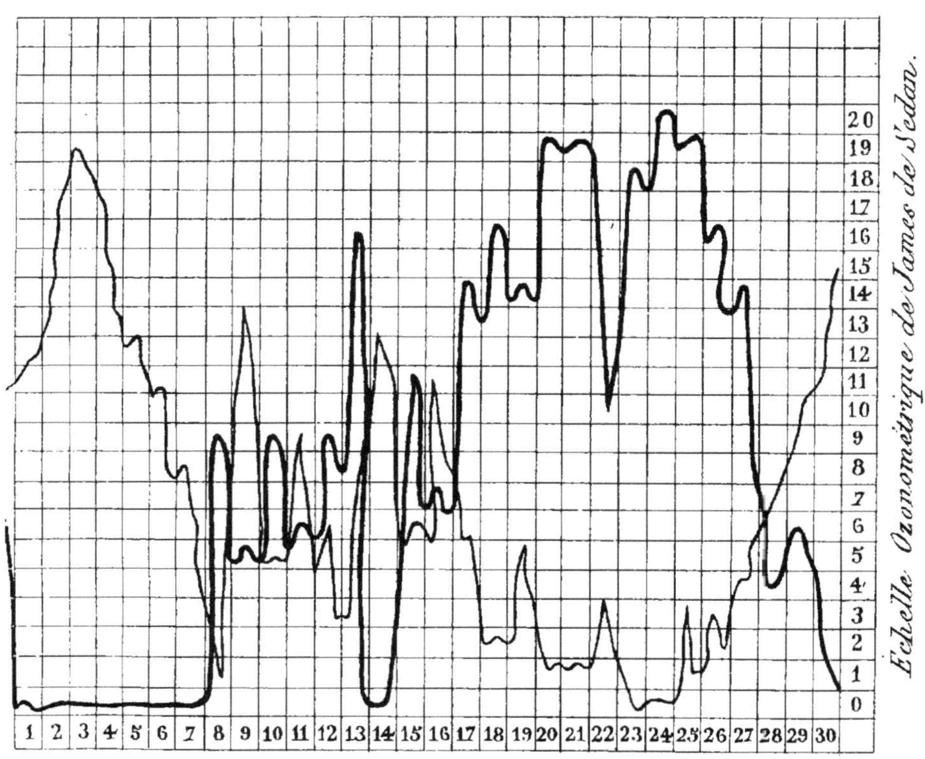

20
19
18
17
16
15
14
13
12
11
10
9
8
7
6
5
4
3
2
1
0
1 2 3 4 5 6 7 8 9 10 11 12 13 14 15 16 17 18 19 20 21 22 23 24 25 26 27 28 29 30
Echelle Ozonométrique de James de Sédan.

Jours du Mois.

Courbe des cas de Choléra
Courbe Ozonométrique.

Lith Firmin-Didot, Paris.

MAPPE N.º 2

Mois de Mai.

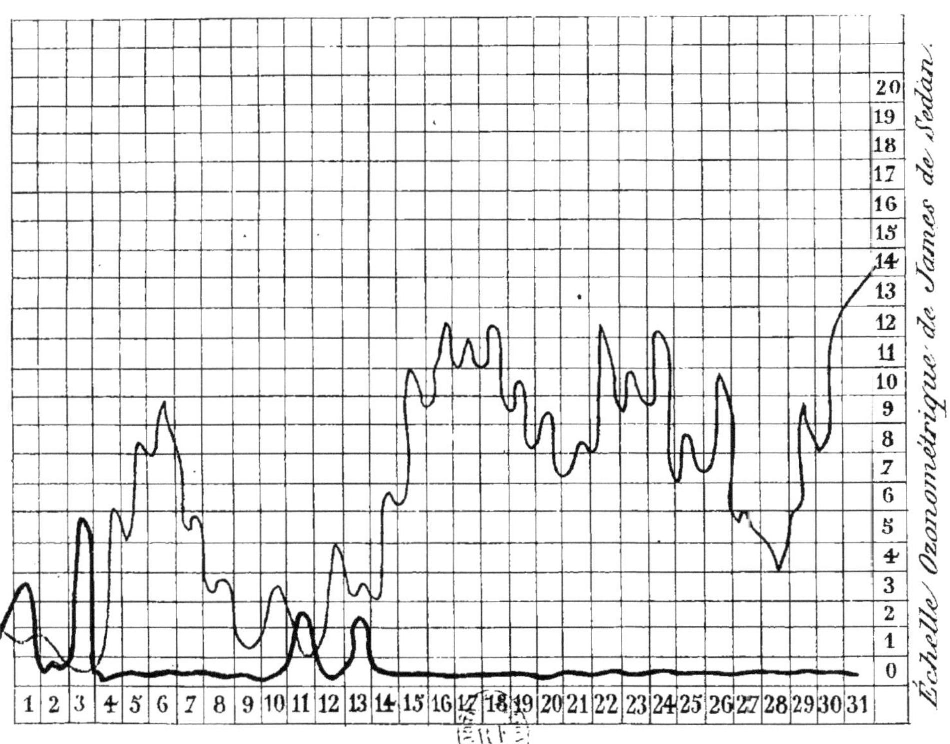

Lith Firmin-Didot, Paris.

MAPPE Nº 3

Mois de Décembre.

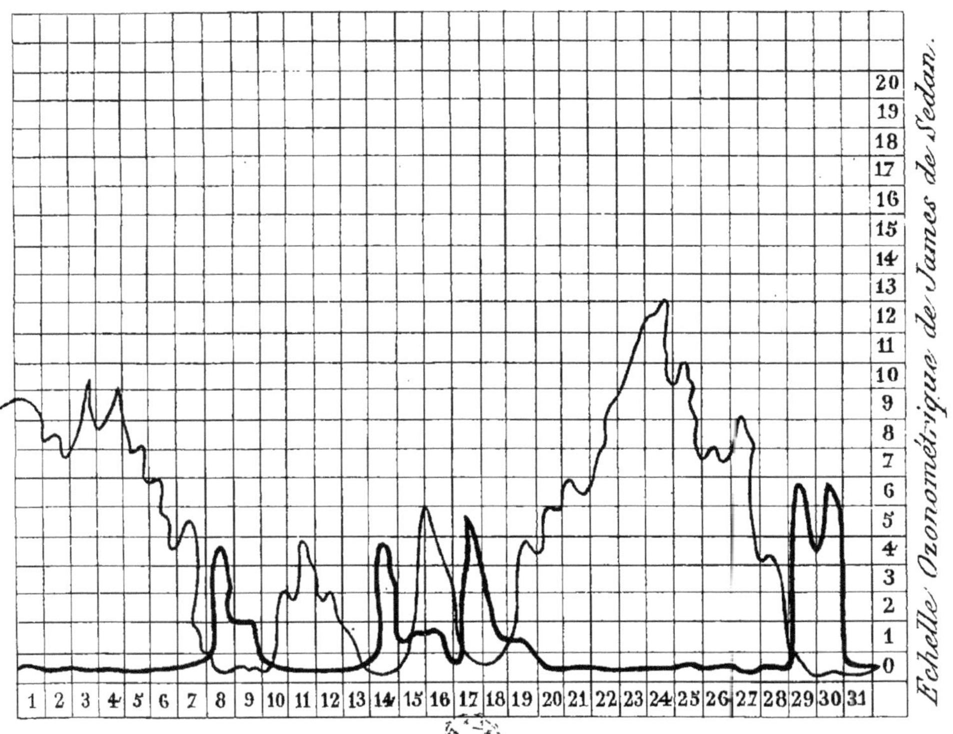

Lith. Firmin Didot, Paris.

MAPPE Nº 4.

Mois de Janvier

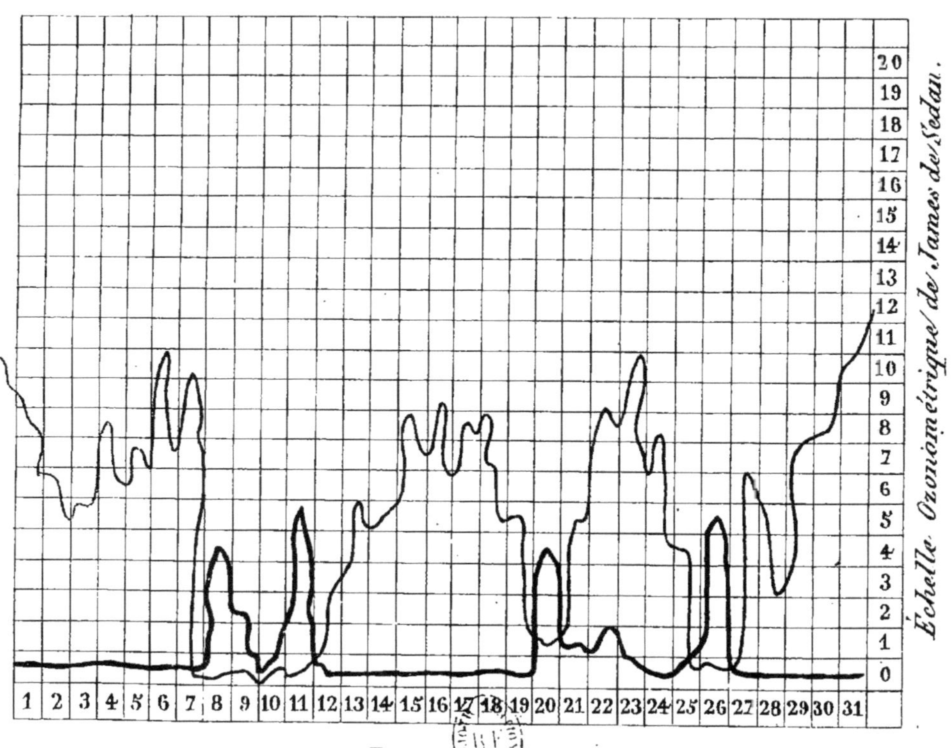

MAPPE N.º 5

Mois d'Août.

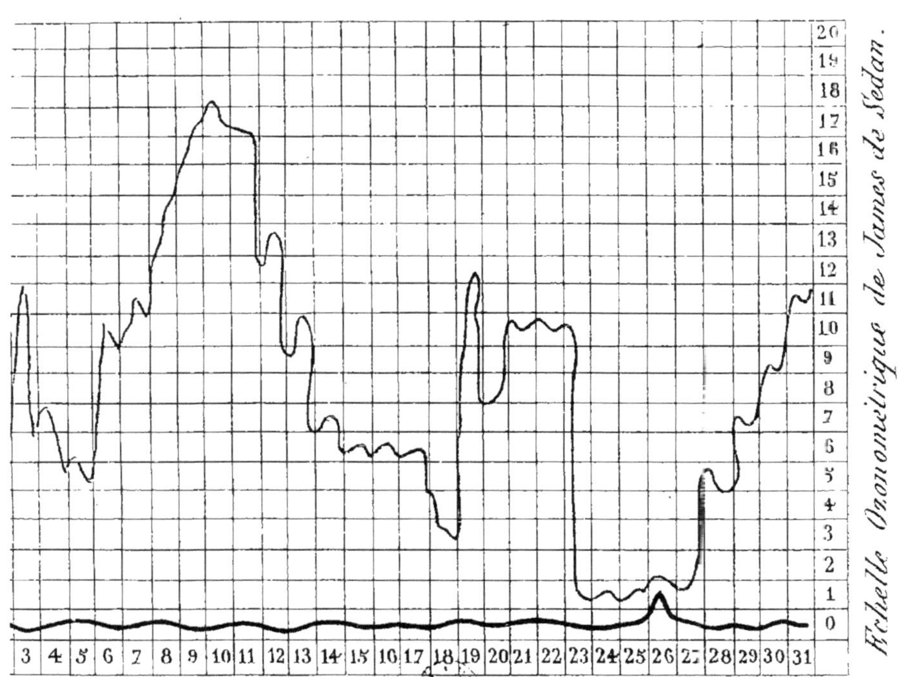

Jours du Mois.

MAPPE N.° 6.

Mois de Septembre.

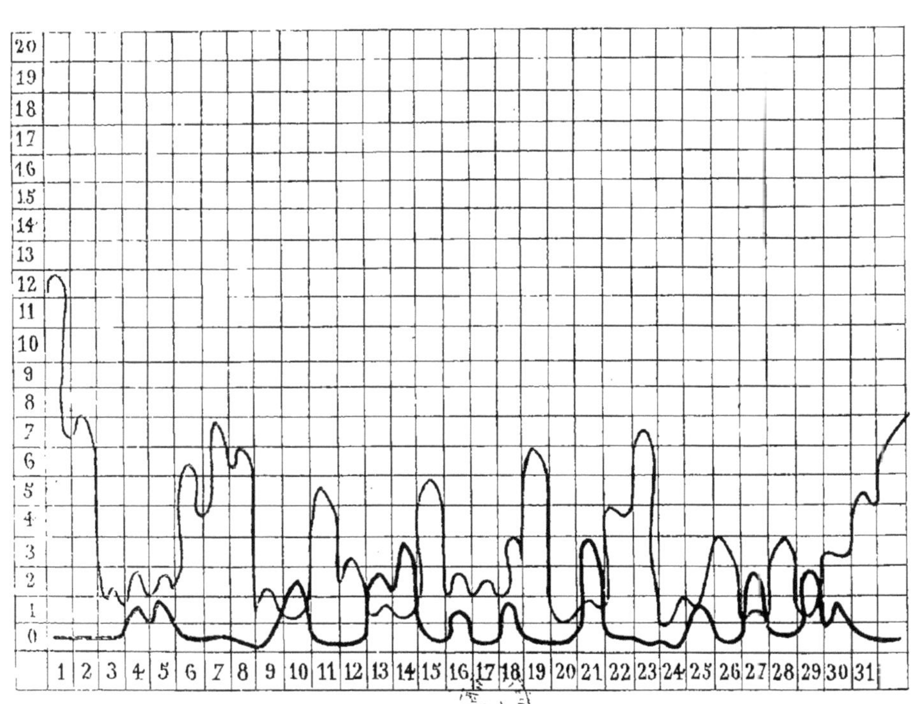

Jours du Mois.

Lith. Firmin Didot, Paris.

MAPPE Nº 7.

Mois d'Octobre.

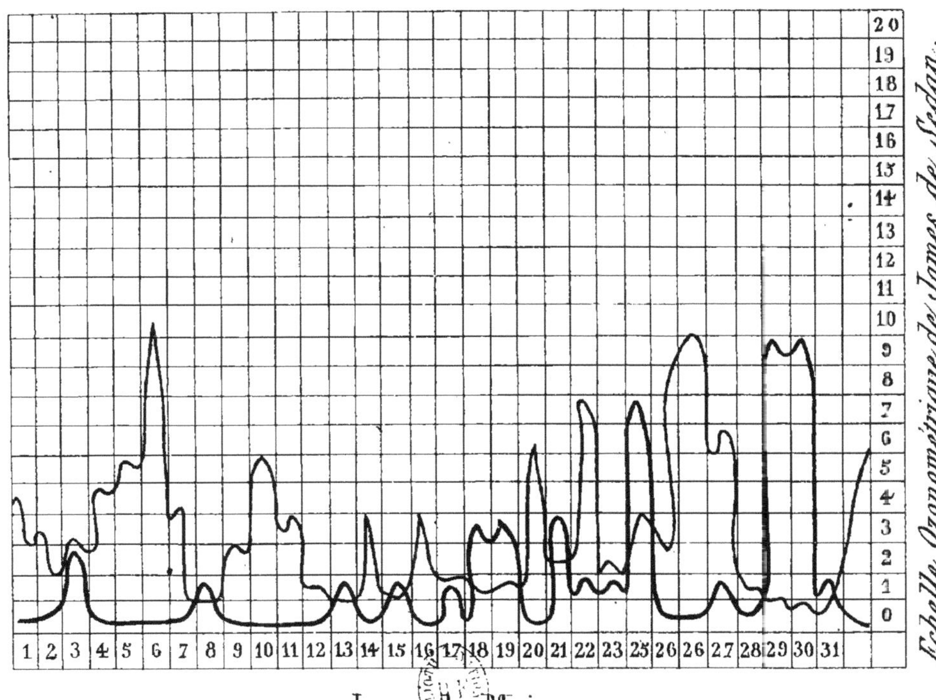

Lith. Firmin Didot, Paris.

MAPPE N.º 8

Mois de Novembre.

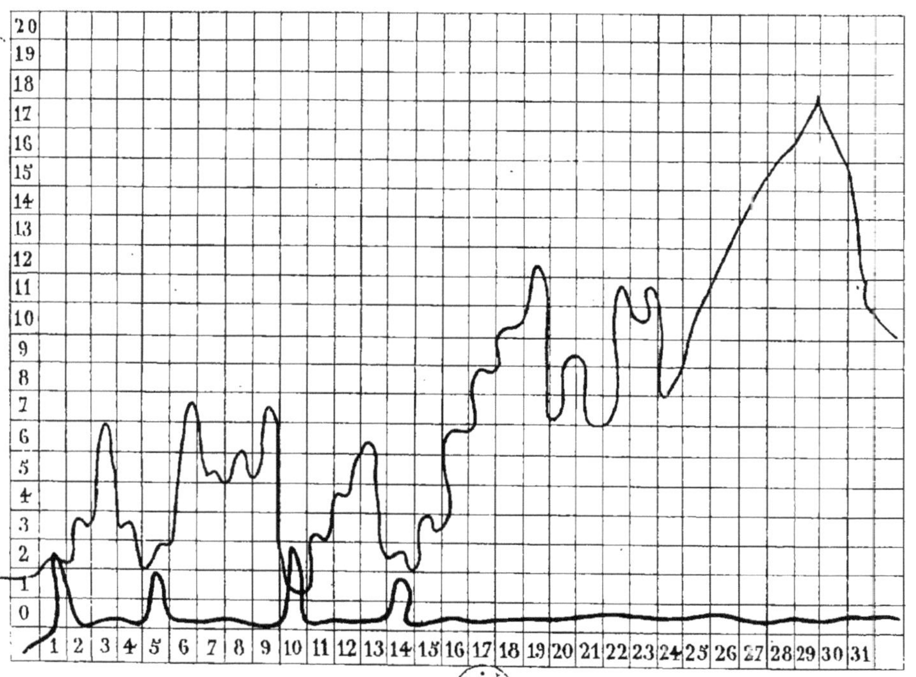

384

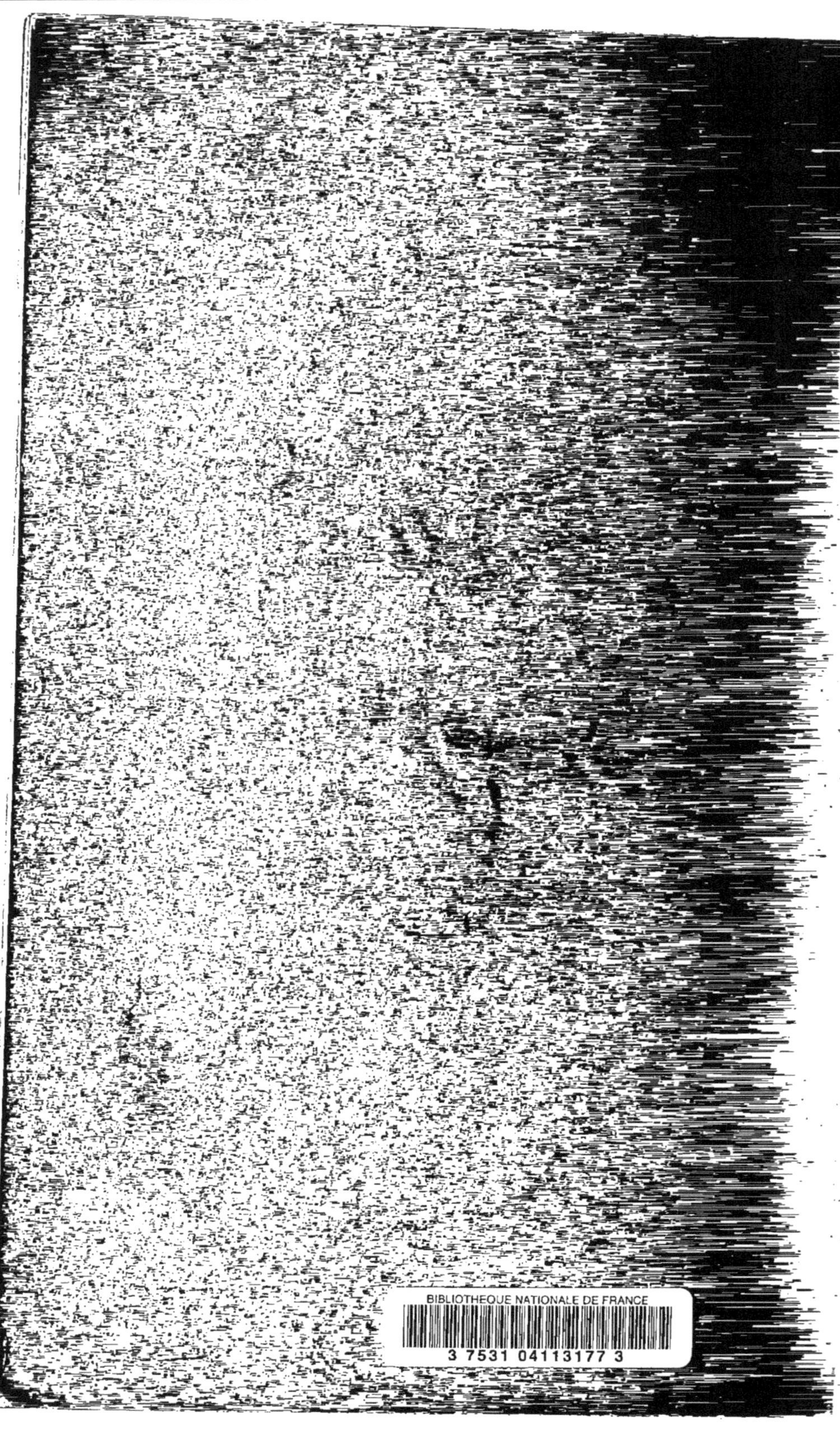